D1663701

# ACUPUNCTURE
# ET
# PHYTOTHÉRAPIE

Yves REQUENA

# ACUPUNCTURE ET PHYTOTHÉRAPIE

De l'usage des plantes occidentales
en médecine chinoise

TOME III

**Thérapeutique**

**MALOINE S.A. ÉDITEUR**

27, rue de l'Ecole-de-Médecine, 75006 Paris

1985

ISBN 2-224-01079-6

# INDEX DES NOMS BOTANIQUES

Ache . . . . . . . . . . . . . . . . Apium graveolens
Achillea millefolium   Achillée
Achillée . . . . . . . . . . . . Achillea millefolium
Adonis . . . . . . . . . . . . . Adonis vernalis
Adonis vernalis. . . . . . Adonis
Aesculus
    Hippocastanum. . . . Marronnier d'inde
Agaricus campester    Champignon de
                      couche
Agrimonia eupatoria   Aigremoine
Agripaume . . . . . . . . . . Leonurus cardiaca
Aigremoine. . . . . . . . . . Agrimonia eupatoria
Alchemilla vulgaris . . Alchemille
Alchemille. . . . . . . . . . . Alchemilla vulgaris
Althaea officinalis . . . Guimauve
Anagallis arvensis . . . Mouron rouge
Anémone hépatique    Hepatica nobilis
Anemona pulsatilla    Anémone pulsatille
Anémone pulsatille    Anemona pulsatilla
Angelica
   archangelica. . . . . . . Angélique
Angélique . . . . . . . . . . Angelica
                   archangelica
Anis vert. . . . . . . . . . . . Pimpinella anisum
Apium graveolens . . . Ache
Arctium lappa. . . . . . . Bardane
Arctostaphylos uva
   ursi. . . . . . . . . . . . . . . . Busserole
Arenaria rubra . . . . . . Sabline
Aristoloche . . . . . . . . . Aristolochia
                   clematitis
Aristolochia
   clematitis. . . . . . . . . Aristoloche
Armoise. . . . . . . . . . . . . Artemisia vulgaris
Arnica. . . . . . . . . . . . . . . Arnica montana

Arnica montana. . . . . Arnica
Artemisia
   dracunculus . . . . . . . Estragon
artemisia vulgaris. . . . Armoise
artichaut. . . . . . . . . . . . Cynara scolymus
Atropa belladona. . . . Belladone
Aubépine. . . . . . . . . . . . Crataegus
                 oxyacantha
Aunée. . . . . . . . . . . . . . . Inula helenium
Avena sativa . . . . . . . . Avoine
Avoine . . . . . . . . . . . . . . Avena sativa


Badiane . . . . . . . . . . . . Illicium verum
Ballota fœtida . . . . . . Ballote fétide
Ballote fétide. . . . . . . Ballota fœtida
Bardane . . . . . . . . . . . . Arctium lappa
Belladone. . . . . . . . . . . Atropa belladona
Berberis vulgaris . . . . Epine-vinette
Betula alba. . . . . . . . . Bouleau
Bistorte. . . . . . . . . . . . . Polygonium bistorta
Boldo. . . . . . . . . . . . . . . Pneumus boldo
Borago officinalis. . . . Bourrache
Bouleau . . . . . . . . . . . . Betula alba
Bourrache . . . . . . . . . . Borago officinalis
Bourse à pasteur . . . . Capsella bursa
                 pastoris
Brassica napus. . . . . . Navet blanc
Brassica oleacera . . . . Chou
Bruyère. . . . . . . . . . . . . Calluna vulgaris
Bryone . . . . . . . . . . . . . Bryonia dioïca ou
                 alba
Bryonia dioïca ou
   alba. . . . . . . . . . . . . . . Bryone
Bugrane . . . . . . . . . . . . Ononis spinosa

Busserole............ Arctostaphylos uva ursi

Cactus............... Cactus grandiflorus
Cactus grandiflorus.. Cactus
Cajeput.............. Melaleuca leucadendron
Calendula officinalis Souci
Calluna vulgaris..... Bruyère
Camomille........... Matricaria chamomilla
Cannelle de ceylan  Cinnamonum zeilanicum
Capsella bursa pastoris............ Bourse à pasteur
Capucine ............ Tropæolum majus
Carduus marianus... Chardon marie
Carum carvi........ Carvi
Carvi................ Carum carvi
Cassia augustifolia... Séné
Cassis............... Ribes nigrum
Centaurée (petite)... Erythraea centaurium
Cerasus vulgaris..... Cerisier
Cerisier............. Cerasus vulgaris
Champignon de couche ........... Agaricus campester
Chardon béni....... Cnicus benedictus
Chardon marie...... Silybum marianum ou Carduus marianus
Chardon roland..... Eryngium campestre
Cheiranthus cheiri... Giroflée
Chélidoine.......... Chelidonium majus
Chelidonium majus  Chelidoine
Chêne rouvre....... Quercus robur
Chèvrefeuille........ Lonicera caprifolium ou perchymenum
Chinchona.......... Quinquina
Chou .............. Brassica oleacera
Cimicifuga.......... Cimicifuga racemosa
Cimicifuga racemosa Cimicifuga
Cinnamonum zeilanicum........ Cannelle de ceylan
Citron .............. Citrus limonum
Citrus amara ....... Oranger amer
Citrus limonum..... Citron
Cnicus benedictus ... Chardon béni
Cochléaria.......... Cochlearia officinalis
Cochlearia officinalis Cochlearia

Colchicum autumnale........ Colchique
Colchique........... Colchicum autumnale
Combretum raimbaultii ou micranthum ...... Kinkeliba
Convallaria majalis.. Muguet
Coquelicot.......... Papaver rhoeas
Coriandre........... Coriandrum sativum
Coriandrum sativum Coriandre
Crithme maritime ... Crithmum maritimum
Coryllus avellana.... Noisetier
Crataegus oxyacantha........ Aubépine
Crithmum maritimum ....... Crithme maritime
Cupressus sempervirens...... Cyprès
Cynara scolymus .... Artichaut
Cyprès.............. Cupressus sempervirens

Datura.............. Datura stramonium
Datura stramonium  Datura
Digitale............. Digitalis purpurea
Digitalis purpurea ... Digitale
Douce-amère ....... Solanum dulcamara
Drosera............. Drosera rotondifolia
Drosera rotondifolia Drosera

Eglantier ........... Rosa canina
Ellebore blanc...... Veratrum album
Epiaires ............ Stachys palustris ou sylvatica
Epine-vinette ....... Berberis vulgaris
Equisetum arvense ou hiemale........ Prêle
Erigeron canadensis Vergerette du canada
Eryngium campestre Chardon roland
Erythraea centaurium ....... Centaurée (petite)
Estragon............ Artemisia dracunculus
Eucalyptus.......... Eucalyptus globulus
Eucalyptus globulus Eucalyptus
Eugenia caryophyllata...... Girofle

Eupatoire .......... Eupatorium cannabi-
num
Eupatorium
cannabinum ....... Eupatoire
Euphraise .......... Euphrasia officinalis
Euphrasia officinalis  Euphraise


Fenouil ............ Fœniculum vulgare
Fenugrec .......... Trigonella fœnum
graecum
Fœniculum vulgare ..  Fenouil
Fragon épineux ..... Ruscus aculeatus
Framboisier ........ Rubus idaeus
Fraxinus excelsior ...  Frêne
Frêne ............. Fraxinus excelsior
Fucus ............. Fucus vesiculosus
Fucus vesiculosus .... Fucus
Fumaria officinalis ...  Fumeterre
Fumeterre .......... Fumaria officinalis


Galega ............ Galega officinalis
Galega officinalis .... Galega
Galeopsis .......... Galeopsis dubia
Galeopsis dubia ..... Galeopsis
Garance ........... Rubia tinctorium
Gattilier ........... Vitex agnus castus
Gelsemium ......... Gelsemium
sempervirens
Gelsemium
sempervirens ...... Gelsemium
Genêt ............. Sarothamnus
scoparius
Genévrier .......... Juniperus communis
Gentiana lutea ...... Gentiane
Gentiane .......... Gentiana lutea
Géranium rosat ...... Pelargonium roseum
Germandrée ........ Teucrium chamae-
drys
Gingembre ......... Zingiber officinalis
Ginseng ........... Panax ginseng
Girofle ............ Eugenia caryophyl-
lata
giroflée ............ Cheiranthus cheiri
Glechoma hederacea  Lierre terrestre
Glycyrrhiza glabra ...  Réglisse
Grémil ............ Lithospermum
virginale
Gui ............... Viscum album
Guimauve .......... Althaea officinalis


Hamamelis ......... Hamamelis virginale
Hamamelis virginale  Hamamelis
Hedera helix ....... Lierre grimpant
Hellebore noir ...... Helleborus niger
Helleborus niger ..... Hellebore noir
Hepatica nobilis .... Anémone hépatique
Hieracum pilosella ...  Piloselle
Houblon ........... Humulus lupulus
Humulus lupulus ....  Houblon
Hydrastis .......... Hydrastis canadensis
Hydrastis canadensis  Hydrastis
Hyosciamus niger ....  Jusquiame noire
Hypericum
perforatum ....... Millepertuis
Hysope ............ Hyssopus officinalis
Hyssopus officinalis  Hysope


Illicium verum ...... Badiane
Inula helenium ..... Aunée


Juglans regia ....... Noyer
Juniperus communis  Genévrier
Jusquiame noire ..... Hyosciamus niger


Kinkeliba .......... Combretum raimbaultii ou micran-
thum


Laminaires ......... Laminaria
Laminaria .......... Laminaires
Lamium album ..... Ortie blanche
Lampsana communis  Lampsane
Lampsane .......... Lampsana communis
Laurier rose ........ Nerium oleander
Lavande ........... Lavandula officinalis
Lavandula officinalis  Lavande
Leonorus cardiaca ...  Agripaume
Lespedeza .......... Lespedeza capitata
Lespedeza capitata ..  Lespedeza
Levisticum officinalis  Livèche
Levure de bière ..... Saccharomyces cere-
visiae
Lierre grimpant ..... Hedera helix
Lierre terrestre ...... Glechoma hederacea
Lithospermum
virginale .......... Grémil

Livèche............ Levisticum officinale
Lonicera caprifolium
ou
perychymemum ... Chèvrefeuille
Lotier corniculé ..... Lotus corniculatus
Lotus corniculatus... Lotier corniculé

Maïs................. Zea mais
Malva rotondifolia et
sylvestris.......... Mauve
Marjolaine........... Origanum majorana
Marronnier d'inde... Aesculus Hippocas-
tanum
Marrube blanc....... Marrubium vulgare
Marrubium vulgare  Marrube blanc
Matricaria
chamomilla....... Camomille
Mauve.............. Malva rotontifolia et
sylvestris
Mauve pourprée..... Steculia lychnophora
Melaleuca
leucadendron...... Cajeput
Melaleuca viridiflora  Niaouli
Melilot ............. Melilotus officinalis
Melilotus officinalis  Mélilot
Melissa officinalis.... Mélisse
Melisse............. Mélissa officinalis
Mentha piperata..... Menthe
Menthe............. Mentha piperata
Menyanthe ......... Menyanthes trifoliata
Menyanthes
trifoliata........... Menyanthe
Millepertuis......... Hypericum perfora-
tum
Morus niger ........ Murier noir
Mouron blanc....... Stellaria media
Mouron rouge...... Anagallis arvensis
Muguet............. Convallaria majalis
Murier noir......... Morus niger
Murier sauvage...... Rubus fructicosus
Myrte.............. Myrtus communis
Myrtus communis ... Myrte
Myrtille............ Vaccinium myrtillus

Navet blanc ........ Brassica napus
Nenuphar........... Nymphaea alba
Nerium oleander .... Laurier rose
Niaouli ............. Melaleuça viridiflora
Noisetier........... Corylus avellana
Noyer ............. Juglans regia

Nymphaea alba...... Nénuphar

Olea europoea ...... Olivier
Olivier............. Olea europoea
Ononis spinosa...... Bugrane
Opium.............. Opium album
Opium album ...... Opium
Oranger amer ...... Citrus amara
Origan.............. Origanum vulgare
Origanum majorana  Marjolaine
Origanum vulgare ... Origan
Orme.............. Ulmus campestris
Orthosiphon........ Orthosiphon
stamineus
Orthosiphon
stamineus ........ Orthosiphon
Ortie blanche........ Lamium album
Ortie piquante....... Urtica urens

Panax ginseng....... Ginseng
Papaver rhoeas...... Coquelicot
Papaver somniferum
(cf. Opium)....... Pavot
Parietaire........... Parietaria officinalis
Parietaria officinalis  Parietaire
Passiflora incarnata  Passiflore
Passiflore ........... Passiflora incarnata
Patience............ Rumex crispus
Pavot (cf. Opium)... Papaver somniferum
Pelargonium roseum  Géranium rosat
Pensée sauvage...... Viola tricolor
Pervenche .......... Vinca ninor
Piloselle ............ Hieracum Pilosella
Pimpinella anisum ... Anis vert
Pin ................ Pinus sylvestris
Pinus pinaster ...... Térébenthine
Pinus sylvestris ..... Pin
Pissenlit ............ Taraxacum dens leo-
nis
Plantago major...... Plantain
Plantain ............ Plantago major
Pneumus boldo..... Boldo
Polygonium bistorta  Bistorte
Prêle .............. Equisetum arvense
ou hiemale
Pulmonaire ......... Pulmonaria officinalis
Pulmonaria
officinalis......... Pulmonaire

Quercus robur....... Chêne rouvre
Quinquina .......... Chinchona

Radis noir.......... Raphanus sativus
                     niger
Raphanus sativus
   niger ............ Radis noir
Rauwolfia........... Rauwolfia serpentina
Rauwolfia serpentina Rauwolfia
Réglisse ............ Glycyrrhiza glabra
Reine des prés...... Spiroea ulmaria
Rheum
   rhaphonticum ..... Rhubarbe
Rhubarbe........... Rheum rhaphonti-
                     cum
Ribes nigrum........ Cassis
Romarin............ Rosmarinus officina-
                     lis
Rosa canina........ Eglantier
Rosa damascena..... Rose pâle
rose pâle ........... Rosa damascena
Rosmarinus
   officinalis......... Romarin
Rubia tinctorium .... Garance
Rubus fructicosus.... Mûrier sauvage
Rubus idaeus........ framboisier
Rumex crispus....... patience
Ruscus aculeatus .... Fragon épineux

Sabline ............. Arenaria rubra
Saccharomyces
   cerevisiae......... Levure de bière
Salix alba.......... Saule blanc
Salsepareille ........ Smilax aspera
Salvia officinalis .... Sauge
Sambucus nigra..... Sureau noir
Santal ............. Santalum album
Santalum album ..... Santal
Sarothamnus
   scoparius......... Genêt
Sarriette ............ Satureia montana
Sassafras........,..... Sassafras officinalis
Sassafras officinalis .. Sassafras
Satureia montana.... Sarriette
Sauge.............. Salvia officinalis
Saule blanc......... Salix alba
Séné............... Cassia augustifolia
Senecio vulgare...... Sénéçon
Sénéçon ............ Senecio vulgare
Silybum marianum .. Chardon marie

Solanum dulcamara   Douce-amère
Solidago virga aurea  Verge d'or
Souci ............... Calendula officinalis
Smilax aspera ...... Salsepareille
Spiroea ulmaria ..... Reine des prés
Stachis palustris ou
   sylvatica.......... Epiaires
Stellaria media ...... Mouron blanc
Sterculia
   lychnophora....... Mauve pourprée
Strophantus......... Strophantus gratus
                     ou kante
Strophantus gratus
   ou kante.......... Strophantus
Sureau noir......... Sambucus nigra

Taraxacum dens
   leonis ............ Pissenlit
Térébenthine ....... Pinus pinaster
Teucrium
   chamaedris....... Germandrée
Thuya occidentalis... Thuya
Thym............... Thymus vulgaris
Thymus vulgaris.... Thym
Tilia europoea ou
   cordata.......... Tilleul
Tilia sylvestris ...... Tilleul sauvage
Tilleul ............. Tilia europoea ou
                     cordata
Tilleul sauvage ..... Tilia sylvestris
Trigonella fœnum
   graecum.......... Fenugrec
Tropaeolum majus .. Capucine
Tussillage.......... Tussilago farfara
Tussilago farfara.... Tussillage

Ulmus campestris.... Orme
Unona
   odorantissime ..... Ylang-ylang
Urtica urens........ Ortie piquante

Vaccinium myrtillus  Myrtille
Valeriana officinalis  Valériane
Valériane........... Valeriana officinalis
Veratrum album..... Ellebore blanc
Verbena officinalis... Verveine
Verge d'or ......... Solidago virga aurea
Vergerette du
   canada .......... Erigeron canadensis

Verveine............ Verbena officinalis
Vigne rouge........ Vitis vinifera
Vinca minor........ Pervenche
Viola tricolor....... Pensée sauvage
Viscum album....... Gui
Vitex agnus castus .. Gattilier
Vitis vinifera ........ Vigne rouge

Ylang-ylang......... Unona odorantissime

Zea mais............ Maïs
Zingiber officinalis... Gingembre

# PREMIÈRE PARTIE

# Modes
# de prescription
# en phytothérapie

# CHAPITRE I

# Modes de prescription des plantes[*]

## TEINTURE OFFICINALE

Elle est titrée au 1/5$^e$ du poids de la plante sèche, et obtenue par action dissolvante de l'alcool éthylique à 90° ou 60° sur la drogue sèche.

Usage allopathique ou externe.

Exemple : Teinture d'arnica.

## TEINTURE MÈRE

Elle est titrée au 1/10$^e$ du poids de la plante fraîche, et obtenue par macération de la plante fraîche dans l'alcool éthylique.

Plusieurs plantes, habituellement 3 ou 4, peuvent être prescrites en association dans le même flacon, à une posologie moyenne de 40 à 50 gouttes 3 fois par jour chez l'adulte, de préférence 10 minutes avant les repas, dans 1/2 verre d'eau chaude.

Exemple : pensée sauvage
salsepareille
plantain                    TM aa 125cc
verge d'or
50 gouttes × 3 fois par jour.

---

[*] Pour mieux fixer les idées, et contrairement à l'usage, la posologie des gouttes est exprimée ici en chiffre arabes. Nous rappelons toutefois que la règle de la prescription en gouttes veut que le nombre soit indiqué en chiffres romains.

Chez l'enfant, cette posologie doit être remenée à 10 ou 30 gouttes, selon l'âge. Pour le très jeune enfant, on adoptera la posologie habituelle de 1 goutte par kilo de poids et par prise ; sous-entendu 3 prises par jour.

Les avantages de ce mode d'utilisation sont évidents pour l'enfant : facilitation de la prise du médicament, et dosage fin. Ceci est moins net pour l'adulte.

Les inconvénients sont de trois sortes.

– Le premier est qu'on ne connait pas exactement l'effet résultant d'une combinaison.

– Le second est d'ordre pratique : le flacon n'est pas toujours facile à véhiculer à l'extérieur.

– Le troisième inconvénient est le moins négligeable : c'est la quantité d'alcool pur que l'on oblige le patient à consommer. En effet, une posologie habituelle de 50 gouttes de teinture-mère matin, midi et soir, équivaut à au moins trois apéritifs dosés à 45° d'alcool pour la semaine chez l'adulte. Penser que l'enfant absorbera la moitié ou le tiers de cette dose en 7 jours est également très préoccupant...

Ceci explique l'intolérance parfois de certains patients, notamment les insuffisants hépatiques, et nombre d'enfants. Cette intolérance n'est pas rare en pratique. Il ne faut pas la méconnaître et la confondre avec une intolérance à la plante choisie, ce qui est souvent la réaction du thérapeute ou du malade. C'est pourquoi, dans tous les cas où cela est possible, nous préférons la prescription d'extraits liquides à celle des teinture-mères.

## NÉBULISATS

« Les nébulisats représentent des extraits secs, pulvérulents, obtenus par concentration et séchage d'une solution extractive de drogue sèche, *exclusivement par nébulisation* »[1]. Ils sont donc plus concentrés en substances médicamenteuses que la drogue de départ.

Ils constituent, en principe, la forme galénique d'origine végétale, la plus riche en composés actifs.

Leur intérêt est lié à cette remarque, permettant de réduire le volume de la prise médicamenteuse. Par ailleurs, étant constitués de poudre, ils sont plus faciles à formuler pour des préparations pharmaceutiques.

Néanmoins, il est à souligner leur hygroscopicité, qui nécessite de les conserver, ainsi que les préparations correspondantes, à l'abri de l'humidité.

La posologie usuelle est de 250 mg par prise, 3 fois par jour. Mais, cette dose dépend à la fois de la plante et du rapport drogue-extrait.

---

1. Professeur Maurice Jacob – Formes galéniques et plantes pharmaceutiques – Les Actualités pharmaceutiques 1981 – N° 182 –

## MACÉRAT GLYCÉRINÉ

Obtenu par macération des bourgeons frais ou de tissus jeunes de la plante dans un mélange eau-alcool-glycérine. Ces macérations sont habituellement prescrites en dilution au 1/10ᵉ.

Ce mode de prescription est celui de la gemmothérapie [1].

Mêmes posologies courantes que pour les teinture-mères.

Exemple :   Ribes nigrum bourgeons – Mac. glyc. D1 125cc.
            40 gouttes × 3 fois par jour.

Chez l'enfant, la posologie de la prescription en D1 peut être ramenée de 10 à 20 gouttes, sauf cas spécial de plantes toxiques.

## TEINTURE MÈRE DILUÉE

Le principe de la dilution peut être appliquée aux teintures.

Exemple :   Chelidonium majus D1 125 ml
            40 gouttes × 3 fois par jour.

L'intérêt de cette prescription, c'est d'obtenir un drainage ou une action pharmacologique directe, mais de façon atténuée.

Dans ce cas, on prendra soin de distinguer sur l'ordonnance, les bourgeons de ce qui ne l'est pas.

La dilution peut être poussée à la 3ᵉ décimale. Selon certains auteurs, ce mode de prescription possède une action mixte : l'action pondérale habituelle, nettement nuancée par une action « d'information » de nature homéopathique. Dans ce cas, la posologie est nettement moindre : de 5 à 10 gouttes × 3 fois par jour, dans très peu d'eau.

Exemple :   Chelidonium  ⎫
            Taraxacum    ⎬   aa 3D 60cc
                         ⎭
                              (peut s'écrire 3X à la place de 3D)
            10 gouttes × 3 fois par jour.

La dilution ne doit pas être poussée au-delà de 6D si l'on veut conserver avec certitude une action parallèle à l'action pondérale. On admet, en effet, qu'à partir de la 6ᵉ dilution, l'action du remède devient homéopathique vraie, et nombre de ces effets sont susceptibles de s'inverser. Toutefois, tenant compte de cette considération, certaines plantes sont prescrites couramment en 5 CH.

A partir de la 3ᵉ décimale, il est difficile de parler de phytothérapie au sens commun du terme.

---

1. Max Tétau – La Gemmothérapie rénovée – Maloine.

# L'EXTRAIT LIQUIDE

Adopté d'abord par les pharmacopées étrangères, suite aux travaux américains, puis anglais sur les fluid-extracts qu'on a appelés ensuite liquid-extracts, l'extrait liquide est le terme nouveau pour parler d'extrait fluide.

Entré au Codex en 1908, ce mode de préparation a connu beaucoup de succès à l'époque de la grande phytothérapie française, puis abandonné au profit des teinture-mères du fait, d'une part du déclin de la phytothérapie au profit de la chimiothérapie, et d'autre part, de l'essor de l'homéopathie qui use des teinture-mères pour ses souches.

*Toutefois, la qualité thérapeutique des extraits liquides s'avère dans bien des cas, meilleure que tout autre mode de préparation, du fait de la duplicité du milieu extractif.*

On prépare les extraits liquides en s'aidant d'un véhicule purement alcoolique. Noter que la glycérine a été supprimée, car elle n'ajoute rien à leur conservation ni à leur limpidité ; au contraire, elle entrave les essais.

Le degré d'alcool est variable selon la plante, entre 30° et de façon exceptionnelle 90°, sans dépasser le plus souvent 60°.

Puis vient le mode opératoire proprement dit, nommé lixiviation, dans un percolateur avec écoulement très lent, après un temps donné d'humectation et de macération variable selon la plante.

Après un temps plus ou moins variable de repos dans un lieu frais, ces solutions extractives sont concentrées, éliminant une proportion importante d'alcool, et se présentent sous forme liquide dont la consistance est presque demi-sirupeuse ; la coloration toujours foncée, verdâtre, brun foncé ou noire ; l'odeur et la saveur rappellent plus ou moins la drogue originelle.

Mais, ce qui distingue par dessus tout les extraits liquides de tous les autres modes de préparation, c'est qu'ils correspondent *Poids pour poids à la drogue de départ qui a servi à les obtenir :*

1 g d'extrait liquide = 1 g de la plante de départ.

En outre, le titrage définitif d'alcool de la préparation n'est pas de 60 ou 70° comme dans les teintures, mais varie selon la plante entre 15 et 35° (le plus souvent 35°). Aussi, la moyenne d'alcool absorbé dans ce type de prescription devient négligeable, de l'ordre de 30 fois moins que lors de la prescription des teintures, à poids égal de drogue active (voir table des équivalences ci-dessous).

Choisissons un exemple : Extrait liquide de Salsepareille, 5 gouttes × 3 fois par jour, équivaut à Salsepareille T.M., 50 gouttes × 3 fois par jour.

Dans ces conditions, il est possible, pour un effet thérapeutique donné, de forcer les doses, ce qu'il est difficile de faire avec les teinture-mères. Ainsi, l'Aubépine qui est une plante peu toxique et qui ne s'accumule pas, peut être prescrite à 13 ou 15 gouttes 3 fois par jour pour ses effets de sédation du système nerveux central et traiter l'insomnie, l'hypertension. Pour obtenir le même poids de drogue active, il faudrait prescrire Aubépine T.M. 150 gouttes × 3 fois par jour.

On comprend donc l'intérêt irremplaçable des extraits liquides dans la prescription en phytothérapie.

## TABLE DES ÉQUIVALENCES

*1 g extrait liquide = 5 g teinture = 10 g teinture-mère
*10 g teinture-mère = 100 g dilution D1
*100 g macération glycérinée = 0,5 g bourgeons désséchés.

# CHAPITRE II

# Modes de prescription des huiles essentielles

## GOUTTES BUVABLES

Les huiles essentielles sont des produits volatiles obtenus par hydro-distillation, hydro-diffusion, expression ou extraction par solvant.

– On peut les absorber pures : quelques gouttes (2 à 3) sur un sucre ou dans une cuillerée de miel ou dans une infusion.

Cette prescription présente certains avantages thérapeutiques précis. Prenons l'exemple du hoquet : 1 goutte d'huile essentielle pure d'Estragon arrête instantanément un hoquet dans la plupart des cas.

L'inconvénient de la prescription d'huiles essentielles pures est la tolérance. Prises régulièrement, elles troublent souvent le confort du malade par des signes dyspeptiques et une perturbation du goût dans la bouche.

– Ou bien, on dilue une ou plusieurs huiles essentielles dans 100cc d'alcool à 90°, ou d'élixir de papaïne (ou d'huile de pépin de raisin si le sujet est constipé).

La même remarque que pour les teintures s'applique aux huiles essentielles si elles sont diluées dans de l'alcool à 90°. On doit réaliser que la posologie habituelle de 40 gouttes × 3 fois par jour équivaut à la consommation de 3 apéritifs à 45° par semaine.

Les essences sont toxiques ou dangereuses à forte dose (convulsions, obnibulation...). On prendra garde de ne pas dépasser 5 g d'essences au total pour les 100cc de diluants, et même moins selon la nature de la drogue.

La posologie habituelle est de 40 à 50 gouttes × 3 fois par jour.

Exemple    de prescription :
  HE Cajeput 2 g
  HE Thym 1 g
  HE Niaouli 1,5 g
  Elixir de papaïne qsp pour un flacon 100cc
  40 gouttes × 3 fois par jour.

Chez l'enfant, on réduira cette posologie de 10 à 30 gouttes. Et, on adoptera la même posologie que pour les teintures, c'est-à-dire 1 goutte du type du mélange ci-dessus par kilo de poids et par prise, sous-entendu 3 prises par jour.

Une autre forme, commode de prescription, et assurant une bonne tolérance est une.préparation qui comporte une partie pour 5 d'essence pure (série Tchen Phyto-Est).

La durée moyenne du traitement par aromathérapie pour une infection est variable d'une semaine (grippe) à un mois (infection urinaire par exemple). La prescription au long cours des mêmes essences n'est pas conseillée sans une surveillance stricte. Elle doit s'adapter à l'évolution clinique du patient, et au changement de son terrain.

## GÉLULES

Cette formule présente des avantages, comme celui d'éviter le mauvais goût dans la bouche invoqué par certains patients.

On fabrique une gélule sur lactose avec 0,01 g par essence, en les associant par 2 ou 3.

La posologie est alors d'1 gélule par prise, 3 fois par jour.

Exemple :   HE Hysope 0,01 g
             HE Niaouli 0,01 g
             HE Thym 0,01 g
             pour 1 gélule n° Q2 sur lactose
             1 gélule × 3 fois par jour.

La remarque concernant les huiles essentielles sera la même que celle émise pour les plantes : nous ne connaissons pas à proprement parler l'effet de la combinaison des essences dont l'action est bien réputée puissante et non sans danger. Aussi est-il logique de préconiser, le plus souvent possible, la sélection d'une ou deux essences au maximum, et la séparation en utilisant les trois repas pour varier les prises. Le laboratoire Phyto-Est dans la série Tchen présente les huiles essentielles séparément et déjà diluées, prêtes à l'emploi.

## AUTRES FORMES DE PRESCRIPTION

On consultera les ouvrages spécialisés pour les administrations d'huiles essentielles en ovule ou en lavements[1], ainsi que pour l'aromatogramme, son

---

1. C. Duraffourd, L. D'hervicourt, J.C. Lapraz – Cahier de Phytothérapie clinique n° 1 – Masson – Paris 1983.

principe, son utilisation, son suivi. Nous donnerons ici une formule facile et utile, celle de la lotion percutanée.

## LOTION PERCUTANÉE

L'usage de la lotion percutanée est multiple, en rhumatologie comme en dermatologie, particulièrement pour le cuir chevelu. Dans cet usage, il est possible de prescrire une dilution jusqu'à 10 g d'essences dans 125cc.

Exemple    n° 1 : Rhumatologie
        HE Camomille 1 g
        HE Genièvre 5 g
        HE Térébenthine 4 g
        Huile amande douce qsp 125cc pour un flacon à usage externe
        1 à 2 applications par jour en friction.

Exemple    n° 2 : Dermatologie
        HE Thym 5 g
        HE Sarriette 5 g
        Huile amande douce qsp 125cc pour 1 flacon à usage externe
        1 à 2 cuil. à c. pour une application hebdomadaire sur le cuir
          chevelu (chute des cheveux).

# CHAPITRE III

# Exemples d'ordonnance

L'idéal dans une prescription en phytothérapie est de rechercher l'unité. A notre avis, on peut procéder dans ce domaine un peu comme en homéopathie, c'est-à-dire chercher le semblable. A cet égard, le décodage des plantes en termes de pharmacopée chinoise en 5 éléments est une aide précieuse.

Si par l'identification du terrain et celle des symptômes qui s'y inscrivent, au terme d'un examen clinique minutieux avec étude de la morphologie de la main, des signes, de la langue, du pouls, on établit par exemple que le sujet est BOIS-yang, TERRE-yin, EAU-yang, il sera plus judicieux et plus satisfaisant pour l'esprit de prescrire une seule, voire deux plantes qui recouvrent à la fois ces trois terrains et corrigent l'ensemble des troubles que présente le malade.

Lorsqu'on aura sélectionné une seule plante, on pourra la prescrire en gouttes, extraits fluides de préférence à teinture, chez l'adulte et surtout chez l'enfant, ou quelquefois en comprimés chez l'adulte.

La polyprescription n'est toutefois pas à bannir : rappelons que les règles de la prescription chinoise utilise plusieurs plantes : un « souverain », des « ministres », des « ambassadeurs ». Mais ces règles sont surtout édictées pour les préparations magistrales de décoction d'herbes chinoises. Si elles restent valables pour les infusions et décoctions de plantes occidentales, il faudra les adapter et nuancer à la prescription combinée d'extraits fluides ou de teinture, associés ou non aux poudres sèches et surtout aux huiles essentielles dont le mode de préparation apporte quelque révolution par rapport à l'usage antique des plantes.

Cette méthode « composée » présente l'avantage de nous faire échapper à la routine d'une prescription standard de teintures et de mélanges, et à nous maintenir éveillés, pour chacune des plantes, à partir du moment où nous les avons sélectionnées pour un patient donné.

## EXEMPLE N° 1

Une femme âgée de 40 ans, TAI-YIN – apathique de constitution METAL-yin, hyposthénique, vagotonique, de terrain lymphatique, présente un asthme chronique et une constipation atone.

**Traitement**

On choisit les extraits fluides suivants : Mauve, Rhubarbe, et l'huile essentielle de Pin. L'ordonnance peut se répartir ainsi :
- E.F.[1] Mauve (1/1) 1 flacon
- H.E.D.[2] Pin 1 flacon
  5 gouttes de chaque dans 1/2 verre d'eau avant les 3 repas
- E.F. Rhubarbe (1/1)
  10 gouttes dans un peu d'eau au coucher
- Infusion M9 (voir chapitre IV – 1re partie : tisanes des 5 éléments)
  4 tasses par jour.

La Mauve est indiquée pour l'asthme comme pour la constipation des sujets METAL-yin. L'essence de Pin est un antiseptique pulmonaire ; son action vagolytique confirmée, s'oppose à la vagotonie de notre patiente.

## EXEMPLE N° 2

Jeune femme âgée de 32 ans, JUE-YIN-nerveuse et SHAO-yin-sentimentale, de constitution BOIS-yang et EAU-yin, sympathicotonique, insuffisance surré-nalienne, hyperfolliculinique, qui présente spasmophilie, angoisse, dysménorrhée avec douleurs au bas ventre et douleurs lombaires, mastose précataméniale. Dans les antécédents, on note : angines fréquentes, amygdalectomie, infections urinaires.

**Traitement :**
- E.F. Grémil (1/1) 1 flacon
- E.F. Achillée (1/1) 1 flacon
  5 gouttes de chaque 3 fois par jour
- Prêle, poudre sèche – 190 mg pour une gélule
  2 gélules 3 fois par jour
- Infusion B5
  2 tasses par jour.

L'Achillée est choisie pour son identité BOIS-yang, EAU-yin et ses propriétés antispasmodiques. Le Grémil est anti-FSH et s'opposera à l'hyper-folliculinie. La Prêle est reminéralisante.

---

1. E.F. : Extrait fluide.
2. H.E.D. : Huile essentielle diluée.

## EXEMPLE N° 3

Un homme de 55 ans, actif, pondéré, jovial, organisé, plein d'allant, de tempérament YANG MING-flegmatique, de constitution METAL-yang, qui présente une hypertension artérielle essentielle, une tendance à la constipation, un diabète léger (glycémie à jeun = 1,15 g/l). Il n'a encore subi aucun traitement allopathique.

**Traitement :**

Prendre dans un peu d'eau :
- E.F. Pervenche (1/1) 1 flacon
  5 à 10 gouttes 3 fois par jour selon le résultat
- H.E.D. Eucalyptus 1 flacon
  5 gouttes 3 fois par jour
- Guimauve T.M. – 125cc
  50 gouttes au coucher
- Infusion M2
  3 tasses par jour.

## EXEMPLE N° 4

Femme de 65 ans, diabétique, obèse, présente des aphtes buccaux, des furoncles récidivants à l'aine et des antécédents de mycose digestive.

**Traitement :**

Prendre dans 1/2 verre d'eau :
- E.F. Bardane (1/1) 1 flacon
- E.F. Maïs (1/1) 1 flacon
- E.F. Olivier (1/1) 1 flacon
- H.E.D. Citron 1 flacon
  5 gouttes de chacun des 4 flacons 3 fois par jour
- Infusion T10 ou T1
  3 tasses par jour et au coucher, ajouter
- H.E.D. Genièvre
  5 gouttes 3 fois par jour, dans l'infusion après les repas.

## EXEMPLE N° 5

Homme dépressif de 49 ans, frileux, timide, de tempérament SHAO-YIN-sentimental. Il présente de l'ostéoporose, des difficultés sexuelles : baisse de la libido, troubles de l'érection.

**Traitement :**

- E.F. Sureau noir (1/1)
  5 gouttes 3 fois par jour dans un peu d'eau
- H.E.D. Sarriette
  10 gouttes 3 fois par jour

- Garance poudre sèche – 190 mg pour 1 gélule
  2 gélules 3 fois par jour
- Ginseng rouge poudre – 100 mg nébulisat
  2 gélules 3 fois par jour (cure de 28 jours ; 1 mois 1/2 d'arrêt, etc.)
- Infusion E25 et 26
  3 tasses par jour en alternant 1 semaine l'une, une semaine l'autre.

DEUXIÈME PARTIE

# Tisanes des 5 éléments

# Avertissement

Ces tisanes sont médicinales.

Le choix des plantes ne tient pas compte du goût, agréable ou non du liquide à boire. Selon le savoir-faire, on choisira d'améliorer cet aspect ou de le laisser tel quel, en se préoccupant en priorité du but thérapeutique.

Certaines plantes peuvent manquer à l'officine[1] ou chez l'herboriste, notamment les plantes indiquées fraîches. La préparation reste valable en éliminant d'un mélange un ou deux de ses constituants. On prendra garde toutefois, dans les cas exceptionnels où dans les constituants restants se trouve une plante légèrement toxique, de diminuer la dose globale à employer. Le meilleur guide reste la tolérance individuelle du patient.

---

1. Voir index du tisanier à la fin de l'ouvrage.

# CHAPITRE I

# Tisanes du bois

## I – BOIS – yang

Ces tisanes correspondent à la pathologie habituelle et constitutionnelle des tempéraments SHAO YANG et JUE YIN.

**1. Tisane de rééquilibration générale : « Calmer le Feu du foie » – B1.**

*Anémone pulsatille* (plante fraîche)
*Chelidoine* (feuilles)
*Boldo*                                à parts égales
*Gattilier*                            500 gr – B1
*Ballote*
*Prêle* (plante fraîche)

30 g dans un litre d'eau bouillante. Laisser infuser 1/4 d'heure. 3 tasses par jour.

**2. Tisane de l'insomnie « FEU du foie » – B2.**

*Passiflore*
*Saule blanc* (chatons et feuilles)    aa 500 gr – B2
*Anémone pulsatille*

30 à 40 g dans un litre d'eau bouillante. Infuser 15 minutes. 1 bol au coucher.

**3. Tisane de drainage** « Plénitude-chaleur de vésicule » – B3.
(arthritisme et dyskinésie biliaire).

> *Reine des prés*
> *Saule blanc* (chatons et feuilles)
> *Boldo*
> *Chelidoine*

aa 500 g – B3

30 g dans un litre d'eau bouillante. Infuser 15 minutes.
3 tasses par jour.

**4. Tisane d'insuffisance veineuse** « Insuffisance du sang du foie » – B4.

> *Alchemille*
> *Fragon*
> *Ortie blanche*
> *Noisetier* (feuilles)

aa 500 g – B4

30 g en infusion. Laisser macérer 1 heure.
3 à 5 tasses par jour.

**5. Tisane gynécologique** « Foie – sombre » – B5.
(métrorragie, dysménorrhée, hyperfolliculinie, ménopause).

> *Ortie blanche*
> *Fragon*
> *Gattilier*
> *Gremil*
> *Alchemille*

aa 500 g – B5

40 g par litre d'eau bouillante. Infuser 15 minutes.
2 tasses par jour.

**6. Tisane de la spasmophilie** « Shu Xie » – B6 et B7.

> *Anémone pulsatille*
> *Alchemille*
> *Gattilier*
> *Saule blanc*
> *Passiflore*

aa 500 g – B6

30 g par litre d'eau bouillante. Infuser 10 minutes.
3 tasses par jour.

ou

Décoction de prêle :

> *Prêle entière*

B7

20 g par litre d'eau. Bouillir 30 minutes. Infuser 15 minutes.
Boire en 3 jours.

**7. Tisane des bourdonnements et vertiges** « FEU du foie » – B8.

| | |
|---|---|
| *Ballote* | |
| *Gattilier* | |
| *Anémone pulsatille* | aa 500 g – B8 |
| *Aubépine* (fleurs) | |

30 g dans un litre d'eau bouillante. Infuser 20 minutes.
3 tasses par jour.

**8. Tisane de l'asthme et de la rhinite** « FEU du foie » – B9.

| | |
|---|---|
| *Anémone pulsatille* | |
| *Ballote* | aa 500 g – B9 |
| *Mélisse* (sommités fleuries) | |

30 g dans un litre d'eau bouillante. Infuser 20 minutes.
3 tasses par jour.

**9. Tisane de la tachycardie, des palpitations, des extrasystoles, de l'angoisse** « FEU du foie qui gagne le cœur » – B10.

| | |
|---|---|
| *Passiflore* | |
| *Anémone pulsatille* | |
| *Ballote* | |
| *Saule blanc* (chatons) | aa 500 g – B10 |
| *Vigne rouge* | |
| *Aubépine* (fleurs) | |

30 g dans un litre d'eau bouillante. Infuser 15 minutes.
3 tasses par jour.

## II – BOIS – yin

**1. Tisane de régulation générale – B11**.

En cas d'atteinte hépatique par le vide-froid, de cause organique ou externe, il y a insuffisance sympathique. C'est le cas de certains états dépressifs des SHAO YANG et des JUE YIN, avec perte de l'audace et de la combativité, inhibition et angoisse, vertiges, hypotension, syncope.

| | |
|---|---|
| *Angélique* (racines) | |
| *Chardon marie* | |
| (feuilles et semences) | aa 500 g – B11 |
| *Romarin* | |
| *Lavande* | |

30 g par litre d'eau bouillante. Infuser 15 minutes.
3 tasses par jour.

**2. Tisane des vertiges, hypotension, syncope** « Vide de Qi » – B11. (cf. ci-dessus).

**3. Tisane de la congestion veineuse hépatique** « Le foie ne nourrit pas le cœur » ou « Le cœur se retourne contre le foie » – B12.

| | |
|---|---|
| *Angélique*<br>*Chardon marie*<br>  (feuilles et semences)<br>*Romarin* | aa 500 g – B12 |

30 g par litre d'eau bouillante. Infuser 10 minutes.
3 tasses par jour.

**4. Tisanes de l'atteinte de la cellule hépatique** – B13 – B14.

| | |
|---|---|
| *Racine d'aunée* | – B13 |

Décoction : 20 g par litre d'eau. Laisser bouillir 10 minutes.
2 à 3 tasses par jour alternées avec :

| | |
|---|---|
| *Eupatoire d'Avicenne* (feuilles)<br>*Angélique* (racines)<br>*Chardon marie*<br>  (feuilles et semences) | aa 500 g – B14 |

30 g par litre d'eau bouillante. Infuser 15 minutes.
3 tasses par jour.

**5. Tisanes des infections, parasitoses, déficits immunitaires, cancers** « Froid et chaud de foie » – B13 – B15 – B16.

| | |
|---|---|
| *Décoction d'aunée* | (Cf. ci-dessus) alternée avec |

| | |
|---|---|
| *Chardon marie*<br>  (feuilles et semences)<br>*Germandrée*<br>*Petite centaurée* (sommités fleuries)<br>*Cassis* (feuilles) | aa 500 g – B15 |

30 g par litre d'eau bouillante. Infuser 1/4 d'heure.
3 tasses par jour.
Alternée avec :

| | |
|---|---|
| *Douce amère* | B16 |

Décoction : 10 g de tiges par litre d'eau. Bouillir 2 à 3 minutes. Infuser 10 minutes.
2 tasses par jour.

**6. Tisane des aménorrhées, des oligoménorrhées par hypofolliculinie**
« Vide de Jing du foie » – B17.

| | |
|---|---|
| *Angélique* (racines) | |
| *Armoise* (sommités fleuries) | aa 300 g – B17 |
| *Houblon* (cônes) | |

30 g dans un litre d'eau bouillante. Infuser 1/4 d'heure.
3 tasses par jour.

# CHAPITRE II

# Tisanes du feu

## I – FEU – yang

Ces tisanes répondent au traitement de la pathologie constitutionnelle des tempéraments TAI YANG et SHAO YIN qui présentent une sympathicotonie, excès de FEU de cœur et d'intestin grêle, et aussi de rein-yang (feu ministre).

Elles répondent aussi à la pathologie évoluée des tempéraments sympathicotoniques BOIS-yang : SHAO YANG et JUE YIN (voir aussi tisanes de B1 à B9) et aux divers syndromes causés par la chaleur dans l'organisme, et qui met le FEU en plénitude.

**1. Tisane de rééquilibration générale** « Calmer l'empereur » – F1.

*Gattilier*
*Lavande* (sommités fleuries)
*Lotier corniculé* (fleurs)
*Marjolaine* (fleurs)        aa 300 g – F1
*Mélilot* (tiges fleuries)
*Passiflore*

30 g du mélange par litre d'eau bouillante. Infuser 10 minutes.
3 tasses par jour.

**2. Tisane des coronaropathies et hypertensions** « Le FEU du cœur » – F2.

| | |
|---|---|
| *Bourrache* (fleurs) | |
| *Frêne* (feuilles) | aa 300 g – F2 |
| *Reine des prés* | |

30 g par litre d'eau bouillante. Infuser 10 minutes.
3 tasses par jour

ou

Décoction de *pervenche* (feuilles
séchées)

50 g par litre. Bouillir 3 minutes. Infuser 10 minutes.
3 tasses par jour.

**3. Tisanes de l'artériosclérose et de l'élimination** (cholestérol, urée, acide urique),
« Purifier le sang » – F3 – F4.

| | |
|---|---|
| *Achillée* (sommités fleuries) | |
| *Bouleau* (feuilles) | |
| *Frêne* | aa 500 g – F3 |
| *Melilot* (sommités fleuries) | |
| *Passiflore* | |

ou

| | |
|---|---|
| *Cassis* (feuilles) | |
| *Orthosiphon* | aa 500 g – F4 |
| *Reine des prés* (feuilles) | |
| *Tilleul* (feuilles) | |

40 g par litre d'eau bouillante. Infuser 10 minutes.
3 à 5 tasses par jour.

**4. Tisanes de l'hyperexcitabilité nerveuse, insomnie, angoisse, épilepsie, convulsions**
– Tisane « Kuang » – F5 – F6.

Kuang signifie « folie agitée »
(cf. nosologie).

| | |
|---|---|
| *Grémil*<br>*Lotier corniculé* (fleurs)<br>*Mélilot* (sommités fleuries)<br>*Mélisse* | aa 300 g – F5 |

ou

| | |
|---|---|
| *Achillée*<br>*Oranger amer*<br>*Passiflore*<br>*Tilleul* | aa 500 g – F6 |

40 g par litre d'eau bouillante. Infuser 1/4 d'heure.
3 tasses par jour ou 1 bol au coucher.

**5. Tisane anti-rhumatismale** (arthrose de l'âge mûr), « Bi des os » – F7.

| | |
|---|---|
| *Achillée*<br>*Bouleau*<br>*Cassis*<br>*Frêne* | aa 500 g – F7 |

40 g par litre d'eau bouillante. Infuser 1/4 d'heure.
3 tasses par jour.

**6. Tisane des bouffées de chaleur de la ménopause
et de l'aménorrhée hyperfolliculinique** « Coagulation du sang » – F8.

| | |
|---|---|
| *Achillée* (sommités fleuries)<br>*Mélisse* (sommités fleuries)<br>*Mélilot* (fleurs)<br>*Passiflore* | aa 500 g – F8 |

30 g par litre d'eau bouillante. Infuser 10 minutes.
3 tasses par jour.

**7. Tisane anti-hémorragique (toutes hémorragies) et des métrorragies**
« Chaleur du sang » – F9.

| | |
|---|---|
| *Hamamelis 1/3*<br>*Vigne rouge 2/3* | aa 500 g – F9 |

Décoction : 50 g par litre d'eau. Bouillir 10 minutes. Infuser 10 minutes.
3 tasses par jour.

**8. Tisane des fièvres éruptives**[1] « Rafraîchir le sang » – F10.

| | |
|---|---|
| *Bourrache* (fleurs) | |
| *Lavande* (sommités fleuries) | |
| *Reine des prés* (feuilles) | aa 300 g – F10 |
| *Hamamelis* | |

20 g par litre d'eau bouillante. Infuser 10 minutes.
3 tasses par jour.

## II – FEU – yin

**1. Tisanes tonicardiaques** (hypotension, syncope, défaillance cardiaque)
« Contracter le yin et tonifier le feu du cœur » – F11 et F12.

| | |
|---|---|
| *Angélique* | |
| *Chardon marie* (feuilles et | aa 500 g – F11 |
| semences) | |

30 g par litre d'eau bouillante. Infuser 10 minutes.
3 tasses par jour.

| | |
|---|---|
| *Genêt à balai*\*\*\*[2] | F12 |

20 g par litre d'eau bouillante. Infuser 10 minutes.
Prendre 2 cuillères à dessert 4 fois par jour, puis augmenter progressivement sans dépasser 20 cuillères.

**2. Tisane de l'ascite et transsudat**
« Assécher les glaires yin du cœur » – F12 et F13.
Prendre F12 ou

| | |
|---|---|
| *Giroflée* (fleurs) | 500 g – F13 |

30 g par litre d'eau bouillante. Infuser 10 minutes.
3 à 5 tasses par jour.

**3. Tisane de l'anémie** (sujets SHAO YIN-cœur)
« Tonifier le sang du cœur » – F14.

| | |
|---|---|
| *Angélique* | |
| *Aunée* | aa 500 g – F14 |
| *Mouron blanc* | |

30 g par litre d'eau bouillante. Infuser 1/4 d'heure.
3 tasses par jour.

---

1. Diurétique, fébrifuge, aide à la sortie des éruptions.
2. Ne pas confondre avec le genêt d'Espagne qui pousse dans le Sud-Est de la France.

**4. Tisanes de la folie calme** « Dian » (anergie, adynamie, hypotension, hypopituitarisme, état dépressif, mélancolie, insomnie) « défaillance du Shen », « vide de Qi du cœur » – F15 et F16.

| | |
|---|---|
| *Romarin*<br>*Chardon marie*<br>*Sauge*<br>*Lavande* | aa 500 g – F15 |

30 g par litre d'eau bouillante. Infuser 10 minutes.
3 tasses par jour.

| | |
|---|---|
| *Décoction de Ginseng* | F16 |

12 g par litre. Bouillir 10 minutes.
3 tasses par jour.

**5. Tisane ocytocique** (retard à l'accouchement des femmes SHAO YIN et JUE YIN en état d'insuffisance sympathique), « contracte l'enveloppe de l'utérus » – F17.

| | |
|---|---|
| *Genêt à balai*\*\*\* | F17 |

20 g par litre d'eau bouillante. Infuser 10 minutes.
1 cuillère à dessert toutes les heures pendant 6 heures maximum.

# CHAPITRE III

# Tisanes de la terre

## I – TERRE – yang

Ces tisanes correspondent à la pathologie constitutionnelle des sujets YANG MING, sanguins plus que flegmatiques, et de certains TAI YIN amorphes, insuffisants vagaux variant comme les YANG MING sanguins.

**1. Tisane de rééquilibration générale** « Régulariser la rate et l'estomac » – T1.

*Fumeterre* (sommités fleuries)
*Genévrier* (baies)
*Souci*
*Alchemille* (plantes fraîches)

aa 300 g – T1

30 g par litre d'eau bouillante. Infuser 10 minutes.
3 tasses par jour.

**2. Tisanes anti-diabétiques** (diabète, obésité, gastralgie, dysepsie), « dissoudre l'accumulation de chaleur-humidité », « contre la consummation du réchauffeur moyen », « tisane Gu zong », « tisane de la grande dispersion » – T2 – T3 – T4.

| | |
|---|---|
| *Aigremoine* (fraîche) | |
| *Alchemille* (fraîche) | |
| *Fumeterre* | aa 500 g – T2 |
| *Bardane* | |

30 g par litre d'eau bouillante. Infuser 15 minutes.
3 tasses par jour.

| | |
|---|---|
| *Lampsane* (fraîche) | |
| *Murier sauvage* (feuilles séchées) | |
| *Olivier* (feuilles) | aa 500 g – T3 |
| *Fumeterre* | |

30 g par litre d'eau bouillante. Infuser 10 minutes.
3 tasses par jour.

*Décoction de Bardane*    |    T4

Faire bouillir 10 minutes 50 g de racines fraîches. Infuser 15 minutes.
3 tasses par jour.

**3. Tisane de l'artériosclérose, HTA (cholestérol, urée, acide urique) et de l'arthrose** « Rafraîchir et régulariser le sang », « les os endoloris » – T15.

| | |
|---|---|
| *Alchemille* (fraîche) | |
| *Aigremoine* (fraîche) | |
| *Frêne* | |
| *Douce amère* | aa 500 g – T5 |
| *Fumeterre* | |
| *Olivier* (feuilles) | |

30 g par litre d'eau bouillante. Infuser 10 minutes.
3 tasses par jour.

**4. Tisane gynécologique** « dysménorrhées chaleur de rate » – T6.
Décoction de :

| | |
|---|---|
| *Alchemille* (fraîche) | |
| *Murier sauvage* | |
| *Souci* (fleurs) | aa 500 g – T6 |
| *Genévrier* (baies) | |

Faire bouillir 10 minutes. Infuser 15 minutes.
3 tasses par jour.

**5. Tisane contre la cataracte** « Éclaircir la vue » – T7.

*Aigremoine* (fraîche)
*Alchemille* (fraîche)  aa 300 g – T7
*Myrtille* (feuilles)

30 g par litre d'eau bouillante. Infuser 10 minutes.
3 tasses par jour.

**6. Tisane anti-diarrhéique** (stéatorrhée, mycose digestive),
« L'humidité-chaleur descend vers le bas du corps » – T8.

*Alchemille* (fraîche)  aa 300 g – T8
*Aigremoine* (fraîche)

30 g par litre d'eau bouillante. Infuser 10 minutes.
3 à 5 tasses.

**7. Tisane contre la constipation** « Rafraîchir les liquides organiques » – T9.

*Douce amère*
*Fumeterre*  aa 500 g – T9
*Lampsane*
*Myrtille* (feuilles)

30 g par litre d'eau bouillante. Infuser 10 minutes.
2 à 3 tasses par jour.

**8. Tisane dermatologique** (acné, furoncles, infection des diabétiques), « Rendre le sang frais et régulariser la rate » – T10.
Décoction de :

*Bardane* (racines fraîches)
*Douce amère*  aa 300 g – T10
*Genévrier* (baies)

30 à 50 g par litre. Laisser bouillir 10 minutes. Infuser 15 minutes.
3 tasses par jour.

**9. Tisane des symptômes psychiques** (hypomanie, surexcitation, insomnie), « Disperser le Lo d'estomac », « Jue de rate » – T11.

*Aigremoine* (fraîche)
*Alchemille* (fraîche)  aa 500 g – T11
*Bardane*
*Fumeterre*

50 g par litre d'eau bouillante. Infuser 10 minutes.
3 tasses par jour au long cours.

## II – TERRE – yin

Ces tisanes correspondent à la pathologie constitutionnelle des TAI YIN (Terre), amorphes et apathiques vagotoniques.

**1. Tisanes de rééquilibration générale, et contre la frigidité et l'impuissance** « Réchauffer la rate et l'estomac » – T12 et T13.

> *Gentiane* (racines)
> *Germandrée* (sommités) $\Big|$ aa 300 g – T12

30 g par litre d'eau bouillante. Infuser 10 minutes.
3 tasses par jour.

Décoction de :

> *Bistorte* (racines) $\qquad\Big|$ T13

Faire bouillir 10 minutes 30 g par litre d'eau.
3 tasses par jour.

**2. Tisane de l'hypopituitarisme – Rate avec maigreur, anémie**
« Le centre ne produit pas » – T14.
Décoction de :

> *Aunée* (racines) $\qquad\Big|$ T14

Faire bouillir 10 minutes 30 g dans un litre d'eau.
3 tasses par jour.

**3. Tisane de l'estomac et des intestins** (diarrhées et gastralgies chroniques), « Perte de la fonction eau-humidité de la rate » – T15.
Décoction de :

> *Chêne* (feuilles) $\qquad\Big|$ T15

Faire bouillir 10 minutes 30 g dans un litre d'eau. Infuser 15 minutes.
3 tasses par jour après les repas.

**4. Tisane de l'énurésie du syndrome de désadaptation**
« Déficience de l'humidité de la rate » – T15 – T16 – T17.

    T15 (cf. ci-dessus).

    1 tasse à midi et à 17 heures.

    Décoction de :

    *Chêne* (feuilles)
    *Bistorte* (racines)          aa 500 g – T16
    *Bruyère* (somités fleuries)

    50 g par litre d'eau. Laisser bouillir et réduire d'1/4.
    2 à 3 tasses par jour avant 18 heures.

    *Millepertuis* (sommités fleuries)     500 g – T17

    15 g par litre d'eau bouillante. Infuser 10 minutes.
    3 tasses par jour.

**5. Tisane de l'obésité et anti-cellulitique**
« Disperser l'humidité de la chair » – T18.

    *Piloselle* (entière et fraîche)
    *Lierre grimpant* (feuilles sèches)     aa 500 g – T18

    60 g par litre d'eau bouillante. Infuser 10 minutes.
    Boire le litre dans la journée.

**6. Tisane contre l'asthme terre** (asthme-humidité, bronchite chronique,
bronchorrhée), « Disperser les glaires », « Tonifier le Lo d'estomac » – T19.

    Décoction de :

    *Patience* (racines)          T19

    20 g par litre d'eau. Faire bouillir 5 minutes. Infuser 10 minutes.
    3 tasses par jour.

**7. Tisanes du « froid et chaud de rate »** des splénomégalies, anti-rhumatismales,
**des rhumatismes « eau-humidité »** – T20 et T21.

    Décoction de :

    *Bistorte* (racines)
    *Gentiane* (racines)         aa 500 g – T20

    50 g par litre d'eau. Faire bouillir 5 minutes et infuser 10 minutes.
    3 tasses par jour.

    *Sauge*
    *Verveine*
    *Chardon béni*          aa 500 g – T21
    *Germandrée* (sommités)

    30 g par litre d'eau bouillante. Infuser 10 minutes.
    3 tasses par jour.

**8. Tisane neurologique** (convulsions, névrite, polynévrite), « Plénitude de Lo de rate » – T22.

| | |
|---|---|
| *Sauge*<br>*Camomille allemande* | aa 500 g – T22 |

30 g par litre d'eau bouillante. Infuser 10 minutes.
3 tasses par jour.

**9. Tisane des aménorrhées** « Vide de sang de rate » – T23.

| | |
|---|---|
| *Sénéçon* (plante entière)<br>*Gentiane* (racines)<br>*Souci* (fleurs et feuilles) | aa 500 g – T23 |

Décoction : faire bouillir pendant 5 minutes 50 g du mélange par litre d'eau. Infuser 15 minutes.
2 à 3 tasses par jour.

**10. Tisane laxative** « Constipation par froid de rate » – T24.
Décoction de :

| | |
|---|---|
| *Épine-vinette* (racines) 5/10ᵉ<br>*Eupatoire* (feuilles) 3/10ᵉ<br>*Patience 2/10ᵉ* | aa 500 g – T24 |

40 g par litre d'eau. Laisser bouillir 5 minutes et infuser 15.
3 tasses par jour.

**11. Tisane des troubles psychiatriques** (état dépressif, anorexie mentale, mélancolie, névrose obsessionnelle), « Dian de rate » – T25.
Décoction de :

| | |
|---|---|
| *Gentiane* (racines)<br>*Aunée* (racines) | aa 500 g – T25 |

30 g par litre, bouillir 5 minutes.
1 tasse avant les repas.

# CHAPITRE IV

# Tisanes du métal

## I – MÉTAL – yang

Ces tisanes correspondent à la pathologie constitutionnelle des sujets YANG MING, flegmatiques plus que sanguins, et de certains TAI YIN souffrant de plénitude – chaleur de poumon, dans un contexte d'insuffisance vagale.

**1. Tisane de rééquilibration générale** « Rafraîchir et calmer le poumon » – M1.

*Aigremoine* (fraîche)
*Marrube blanc*          aa 500 g – M1
*Guimauve* (feuilles et fleurs)

30 g par litre d'eau bouillante. Infuser 10 minutes.
3 tasses par jour.

**2. Tisanes de la polydypsie diabétique, de l'artériosclérose et de l'hypertension** « Consumation du réchauffeur supérieur » – M2 et M3.

*Aigremoine* (fraîche)
*Frêne* (feuilles)          aa 500 g – M2
*Eucalyptus* (feuilles séchées)

30 g par litre d'eau bouillante. Infuser 10 minutes.
3 tasses par jour.

Décoction de :

*Bardane* (racines)
*Pervenche* (feuilles)          aa 500 g – M3

50 g par litre d'eau. Laisser bouillir 5 à 10 minutes et infuser 10 minutes.
3 tasses par jour.

**3. Tisane laxative** « Constipation par plénitude-chaleur de gros intestin » – M4. Décoction de :

*Guimauve* (racines)
*Bardane* (racines)
$\qquad$ aa 500 g – M4

30 g par litre. Laisser bouillir 10 minutes et infuser 10 minutes.
3 tasses par jour, ou administrer en lavement.

**4. Tisane de la diarrhée aiguë** par « chaleur de gros intestin »,
« dysenterie rouge » – M5.

*Aigremoine* (fraîche)
*Chêne* (feuilles)
$\qquad$ aa 500 g – M5

30 g par litre d'eau bouillante. Infuser 15 minutes.
3 tasses par jour ou en lavement.

**5. Tisane de l'agitation psychique** (insomnie, désirs pervers, médisance)
« Agitation du Po », « Kuang de Po » – M6.

*Guimauve* (feuilles et fleurs)
*Coquelicot* (fleurs séchées)
$\qquad$ aa 500 g – M6

50 g par litre d'eau bouillante. Infuser 10 minutes.
3 tasses par jour, ou une tasse au coucher (insomnie).


## II – MÉTAL – yin


Ces tisanes correspondent à la pathologie constitutionnelle des sujets TAI YIN, apathiques ou amorphes, vagotoniques, souffrant des syndromes par vide de froid-sec ou eau-humidité.

**1. Tisane de rééquilibration générale** « Nourrir le Qi du poumon » – M7.

*Angélique* (racines)
*Noyer* (feuilles)
$\qquad$ aa 500 g – M7 [1]

30 à 50 g par litre d'eau bouillante. Infuser 10 minutes.
3 tasses par jour.

---

1. Voir aussi T12.

## 2. Tisane contre la bronchite par froid sec
« Réchauffer et humidifier le poumon »[1] – M8.

| | |
|---|---|
| *Mauve*<br>*Drosera\**<br>*Thym* | aa 500 g – M8 |

40 g par litre d'eau bouillante. Infuser 10 minutes.
3 tasses par jour.

## 3. Tisanes contre la bronchite par froid humide « Réchauffer le poumon, assécher les glaires »[2] – M9 et M10.

| | |
|---|---|
| *Capucine* (feuilles)<br>*Tussilage* (fleurs) | aa 500 g – M9 |

25 g par litre d'eau bouillante. Infuser 10 minutes.
4 tasses par jour.

| | |
|---|---|
| *Romarin*<br>*Myrte*<br>*Germandrée* (sommités) | aa 500 g – M10[3] |

30 g par litre d'eau bouillante. Infuser 10 minutes.
3 tasses par jour.

## 4. Tisane de l'asthme « vide » – M11.

| | |
|---|---|
| *Angélique* (racines)<br>*Drosera\**<br>*Tussilage* (fleurs)<br>*Eucalyptus* (feuilles) | aa 500 g – M11 |

30 g par litre d'eau bouillante. Infuser 10 minutes.
3 à 5 tasses par jour.

---

1. Condensation du froid, absence de sueur, hyperthermie, impossibilité d'expectorer, absence de soif, oligurie.
2. Sueurs, température modérée, polyurie, bronchorrhée importante.
3. Voir aussi T19.

### 5. Tisane anti-rhumatismale
« Rhumatisme tigre blanc », « wei de poumon » – M12 et M13.
Décoction de :

*Aunée* (racines)
*Bistorte* (racines) | aa 500 g – M12[1]

Faire bouillir pendant 5 minutes, 30 g par litre d'eau. Infuser 15 minutes.
3 tasses par jour.

*Chêne* (feuilles)
*Charbon béni*
*Noyer*
*Cochléaria* (feuilles) | aa 500 g – M13

30 g par litre d'eau bouillante. Infuser 10 minutes.
3 tasses par jour.

### 6. Tisane contre les diarrhées graves « dysenterie blanche et rouge »
(malabsorptions, syndromes dysentériques par froid, rectocolite, Crohn) – M14.

*Chêne* (feuilles)
*Noyer* (feuilles)
*Millepertuis* (sommités fleuries)
*Myrte* | aa 500 g – M15

30 g par litre d'eau bouillante. Infuser 10 minutes.
3 tasses par jour.

### 7. Tisane contre la diarrhée par colibacillose « Froid de gros intestin » – M15.

*Capucine* (fleurs)
*Eucalyptus* (feuilles) | aa 500 g – M15

30 g par litre d'eau bouillante. Infuser 10 minutes.
3 tasses par jour.

### 8. Tisane de l'énurésie « Poumon » – M16.

*Chêne* (feuilles)
*Millepertuis* (sommités fleuries) | aa 500 g – M15[2]

25 g par litre d'eau bouillante. Infuser 10 minutes.
1 tasse à midi et à 17 heures.

---

1. Voir aussi M17 et M18.
2. Voir aussi T16 et T17.

**9. Tisanes du « froid et chaud de poumon »** (affections auto-immunes, sarcoïdoses, déficit immunitaire, lymphatisme, adénite, rhumatismes chroniques, dermatose au long cours, maladie du collagène) – M17 et M18.

*Sauge*
*Germandrée* (sommités) | aa 500 g – M17

30 g par litre d'eau bouillante. Infuser 10 minutes.
3 tasses par jour.
Décoction de :

*Douce amère* (tiges)
*Gentiane* (racines) | aa 500 g – M18

10 g et jusqu'à 30 g par litre d'eau. Faire bouillir 5 minutes et infuser 15 minutes.
2 à 3 tasses par jour.

**10. Tisane contre les dermatoses sèches** « Froid-sec à la peau » – M19.

*Décoction d'Orme* (écorce) | M19

Faire bouillir 30 g dans 1200 g d'eau. Réduire à 1 litre.
3 tasses par jour.

**11. Tisane contre les dermatoses suintantes**
« Vent-froid-humidité à la peau » – M20.

*Chêne* (feuilles)
*Noyer* (feuilles) | aa 500 g – M20

30 g par litre d'eau bouillante. Infuser 10 minutes.
3 à 5 tasses par jour.

**12. Tisane psychiatrique du TAI YIN-Métal,** « Dian de poumon »
(dépression, tristesse, mélancolie) – M21.

*Noyer* (feuilles)
*Angélique* (racines) | aa 500 g – M21

50 g par litre d'eau bouillante. Infuser 10 minutes.
3 à 5 tasses par jour.

# CHAPITRE V

# Tisanes de l'eau

## I – EAU – yang

Ces tisanes répondent au traitement de la pathologie constitutionnelle des tempéraments TAI YANG et SHAO YIN lorsqu'ils présentent une sympathicotonie avec excès de rein-yang et de vessie.

**1. Tisane de rééquilibration générale « Calmer le rein » – E1.**

Reine des prés (feuilles fraîches)
Prêle (fraîche)
Mélilot (sommités fleuries)          aa 500 g – E1
Bourse à pasteur (fraîche)
Valériane (racines et plante)

50 g par litre d'eau bouillante. Infuser 10 minutes.
3 tasses par jour.

**2. Tisanes diurétiques** (acide urique, urée) « Disperser la chaleur du rein » – E2 et E3.

| | |
|---|---|
| *Orthosiphon* (plante entière) <br> *Reine des prés* (feuilles fraîches) | aa 500 g – E2 |

30 g par litre d'eau bouillante. Infuser 10 minutes.
3 à 5 tasses par jour.

Décoction de :

| | |
|---|---|
| *Bouleau* (écorce) <br> *Verge d'or* (plante) <br> *Prêle* (fraîche) <br> *Bugrane* (racines) | aa 500 g – E3 |

Faire bouillir pendant 10 minutes 30 g par litre d'eau. Infuser 10 minutes.
3 tasses par jour.

**3. Tisanes antiseptiques du rein** (atteintes subaiguës par le froid : gram +, virus, mycose : glomérulonéphrites aiguës, syndromes néphrotiques), « Bi du rein » – E4 et E5.

Décoction de :

| | |
|---|---|
| *Aunée* <br> *Prêle* (plante entière) | aa 500 g – E4 |

30 g par litre d'eau. Faire bouillir 5 minutes et infuser 15 minutes.
2 tasses par jour.
Alterner ou associer avec :

| | |
|---|---|
| *Busserole* (feuilles et baies) <br> *Thym* <br> *Sarriette* <br> *Ortie piquante* <br> *Chèvrefeuille* (feuilles et fleurs) | aa 500 g – E5 |

50 g par litre d'eau bouillante. Infuser 10 minutes.
3 tasses par jour.

**4. Tisane anti-hémorragique** (hématurie, par infection, lithiase, ménorragie, métrorragie, épistaxis, hémoptysie) « Refroidir le sang » – E6.

| | |
|---|---|
| *Bourse à pasteur* (fraîche) | E6 |

50 g par litre d'eau bouillante. Infuser 10 minutes.
3 tasses par jour.

**5. Tisane anti-hypertensive et diurétique** « Hypertension rein-yang » – E7.

| | |
|---|---|
| *Bouleau* (feuilles) | |
| *Cassis* (feuilles) | |
| *Frêne* (feuilles) | aa 500 g – E7 |
| *Mélilot* (sommités fleuries) | |
| *Valériane* (racines et plantes) | |

50 g par litre d'eau bouillante. Infuser 10 minutes.
3 tasses par jour.

**6. Tisane des troubles psychiques** (excitation sexuelle, insomnie, surexcitation, convulsion, épilepsie, idées de persécution) « Kuang de vessie » – E8.

| | |
|---|---|
| *Passiflore* (feuilles et fleurs) | |
| *Mélilot* (sommités fleuries) | aa 500 g – E8 |
| *Valériane* (racines et plantes) | |
| *Bourse à pasteur* (fraîche) | |

50 g par litre d'eau bouillante. Infuser 10 minutes.
4 tasses par jour.

## II – EAU – yin

Ces tisanes répondent au traitement de la pathologie constitutionnelle des SHAO YIN insuffisants sympathiques et hyposurrénaliens et de certains TAI YANG en état d'anergie.

**1. Tisane de rééquilibration générale** « Rassurer et consolider le rein » – E9.

| | |
|---|---|
| *Ache* (feuilles) | |
| *Garance* (racines) | aa 500 g – E9 |
| *Romarin* | |
| *Thym* | |

30 g par litre d'eau bouillante. Infuser 10 minutes.
3 tasses par jour.

**2. Tisane anti-lithiasique** (oxalique et phosphatique)
« Disperser la dureté du rein » – E10.

| | |
|---|---|
| *Ache* (racines) | |
| *Bruyère* (racines) | |
| *Chardon roland* (racines) | aa 500 g – E10 |
| *Cynorrhodon* (écorce) | |
| *Fenouil* (racines) | |

Décoction : faire bouillir pendant 10 minutes 30 g par litre. Infuser 10 minutes.
3 à 5 tasses par jour.

**3. Tisanes de l'insuffisance rénale** « Humidifier la sécheresse du rein » – E11.
Décoction de :

| | |
|---|---|
| *Ache* (racines) | |
| *Chardon roland* (racines) | aa 500 g – E11 |
| *Livèche* (racines) | |

30 g par litre d'eau. Faire bouillir 10 minutes et infuser 10 minutes.
3 à 5 tasses par jour. Augmenter progressivement.
Alterner avec :

| | |
|---|---|
| *Bouleau* (feuilles) 4/5ᵉ | |
| *Piloselle* (plante fraîche) 1/5ᵉ | 500 g – E12 |

40 g par litre d'eau bouillante. Infuser 10 minutes.
3 tasses par jour.

**4. Tisane de l'insuffisance hépato-rénale** (cirrhose)
« Secourir le rein et le foie » – E13.
Décoction de :

| | |
|---|---|
| *Ache* (racines) | |
| *Livèche* (racines) | |
| *Genévrier* (baies) | aa 500 g – E13 |
| *Garance* (racines) | |

30 g par litre d'eau. Faire bouillir 5 à 10 minutes et infuser 10 minutes.
3 tasses par jour.

**5. Tisane de l'insuffisance cardio-rénale** « Secourir le cœur et le rein » – E14.

| | | |
|---|---|---|
| *Bouleau* (feuilles) | aa 6/7$^e$ | |
| *Cerises* (queues) | | **500 g – E14** |
| *Genêt*\*\*\* (fleurs) | aa 1/7$^e$ | |
| *Muguet* (feuilles) | | |

30 g par litre d'eau bouillante. Infuser 10 minutes.
Boire le litre dans la journée en commençant progressivement et de façon étalée [1].

**6. Tisane de l'insuffisance respiratoire et rénale**
« Secourir le poumon et le rein » – E15.
Décoction de :

| | |
|---|---|
| *Ache* (racines) | |
| *Aunée* (racines) | |
| *Bistorte* (racines) | aa 500 g – E15 |
| *Bouleau* (écorce) | |
| *Galeopsis* (plante entière) | |

30 g par litre d'eau. Laisser bouillir 10 minutes et infuser 10 minutes.
Boire le litre dans la journée en augmentant progressivement.

**7. Tisane laxative du SHAO YIN** « Tisane Zhao hai (6R)-Zhigou (6TR) [2] – E16.

| | |
|---|---|
| *Garance* (racines) 1/2 | |
| *Eglantier* (fleurs) | aa 500 g – E16 |
| *Framboisier* (feuilles) 1/2 | |
| *Roses pâles* (pétales) | |

30 g par litre d'eau bouillante. Infuser 10 minutes.
2 tasses par jour.

---

1. Le genêt et le muguet sont toxiques à forte dose. Attention aux associations avec les digitaliques.
2. Synergique de la puncture du Zhao hai (6R) et du Zhigou (6TR) pour apporter de l'eau au gros intestin : traitement de la constipation Shao yin. La seule racine de garance peut être prescrite en l'absence des autres plantes.

**8. Tisane anti-diarrhéique** (diarrhées sévères)
« Syndrome de fausse chaleur »[1] – E17.

*Vergerette du Canada*
   (plante entière)
*Ortie piquante* (feuilles et racines)   aa 500 g – E17
*Noyer* (feuilles)

30 g par litre d'eau, ajouter :
*Cynorrhodon* (baies) : 20 baies.
Laisser bouillir 2 à 3 minutes et infuser 10 minutes.
Boire le litre dans la journée.

**9. Tisane ocytocique du SHAO YIN**
« Stimuler l'enveloppe de l'utérus par le rein »[2] – E18.

*Chèvrefeuille* (feuilles séchées)   E18

10 g par litre d'eau bouillante. Infuser 10 minutes.
1 tasse toutes les 2 heures. 3 tasses au total[3].

**10. Tisanes de l'aménorrhée SHAO YIN**
« Sécheresse de sang du rein » – E19 – E20.

*Achillée* (sommités fleuries)
*Framboisier* (feuilles)
*Garance* (racines)   aa 500 g – E19
*Romarin*
*Sauge*

30 g par litre d'eau bouillante. Infuser 10 minutes.
1 à 3 tasses par jour.

Alterner avec :
Décoction de :

*Prêle* (plante sèche)
*Chardon roland* (racines)
*Fenouil* (racines)   aa 500 g – E20
*Livèche* (racines)

30 g par litre. Laisser bouillir 10 minutes et infuser 10 minutes.
1 à 3 tasses par jour.

---

1. Equivaut à cautériser Shenshu (23V) et Mingmen (4VG).
2. Voir également ocytocique du FEU : F17.
3. Pendant l'accouchement, calme les douleurs quand celles-ci sont trop importantes.

**11. Tisane après une grande peur, un stress** « Raffermir le Zhi » – E21.
Décoction de :

| | |
|---|---|
| *Achillée* (racines)<br>*Chardon roland* (racines) | aa 500 g – E21 |

30 g par litre. Faire bouillir 10 minutes et infuser 10 minutes.
3 tasses par jour.

**12. Tisane du psychisme** (mélancolie, état dépressif, insomnie, angoisse)
« Dian du rein » – E22.

| | |
|---|---|
| *Ache* (feuilles)<br>*Romarin*<br>*Eglantier* (feuilles)<br>*Piloselle* (plante entière)<br>*Sarriette* | aa 500 g – E22 |

30 g par litre d'eau bouillante. Infuser 10 minutes.
3 tasses par jour.

**13. Tisane de l'énurésie SHAO YIN** – E23.

| | |
|---|---|
| *Achillée* (sommités fleuries)<br>*Busserolle (feuilles)*<br>*Ortie piquante* | aa 500 g – E23 |

30 g par litre d'eau bouillante. Infuser 10 minutes.
3 tasses par jour avant 18 heures.

**14. Tisane anti-diabétique** (diabète maigre) « Tisane de l'ictère noir » – E24.

| | |
|---|---|
| *Achillée* (sommités fleuries)<br>*Noyer* (feuilles) | aa 500 g – E24 |

30 g par litre d'eau bouillante. Infuser 10 minutes.
3 tasses par jour.

**15. Tisane de l'impuissance et de la frigidité SHAO YIN**
« Aiguiser le Zhi » – E25.

| | |
|---|---|
| *Chèvrefeuille* (feuilles)<br>*Romarin*<br>*Achillée* (sommités fleuries)<br>*Sauge* | aa 500 g – E25 |

30 g par litre d'eau bouillante. Infuser 10 minutes.
3 tasses par jour.

**16. Tisane anti-anémique et stimulant l'immunité** « Wei des moëlles » – E26.
Décoction de :

*Aunée* (racines)
*Bistorte* (racines)          aa 500 g – E26
*Galéopsis* (racines)
*Cynorrhodon* (écorce)

50 g par litre d'eau. Faire bouillir 15 minutes et infuser 10 minutes.
3 tasses par jour.

**17. Tisanes des néphrites chroniques** (syndromes néphrotiques, glomérulonéphrites chroniques), « Froid et chaud du rein » – E27 – E28.
Décoction de :

*Aunée* (racines)
*Bistorte* (racines)          aa 500 g – E27
*Bruyère* (sommités fleuries)
*Chardon roland* (racines)

30 g par litre d'eau. Faire bouillir 5 minutes et infuser 10 minutes.
3 tasses par jour.
Alterner avec :

*Garance* (racines)
*Achillée* (sommités fleuries)
*Vergerette du canada*          aa 500 g – E28
   (plante entière)
*Eglantier* (feuilles et fleurs)

30 g par litre d'eau bouillante. Infuser 10 minutes.
3 tasses par jour.

**18. Tisanes anti-rhumatismales** (arthrose, ostéoporose, retard de consolidation de
fracture), « Bi des os », « Wei des os » – E29 – E30.
Décoction de :

*Galéopsis* (racines)
*Prêle* (plante fraîche)          aa 500 g – E29
*Sureau noir* (seconde écorce)

30 g par litre d'eau. Faire bouillir 5 minutes et infuser 10 minutes.
3 tasses par jour.
Alterner avec :

*Garance* (racines)
*Sauge*
*Thym*          aa 500 g – E30
*Géranium*

30 g par litre d'eau bouillante. Infuser 10 minutes.
3 tasses par jour.

TROISIÈME PARTIE

# Dictionnaire thérapeutique

# Avertissement

Ce dictionnaire thérapeutique indique la classification par syndromes des plantes conseillées selon le terrain.

- Il ne mentionne que les plantes analysées dans les 2 tomes précédents.
- Il ne tient pas compte, en les citant, de leur caractère toxique éventuel déjà mentionné dans les 2 premiers tomes (on se reportera à l'index général des plantes à la fin du volume II et aux plantes concernées).
- Chacun des 5 éléments est traité isolément comme constitution, avec ses étiologies et ses indications spécifiques. Il va de soi que la réalité est plus complexe, et qu'un même syndrome peut être l'aboutissement d'un mécanisme à cheval sur 2 ou 3 constitutions. Ainsi, la liste des plantes pour chaque syndrome doit être considérée comme indicative et non exhaustive.
- Enfin, point très important, les indications en phytothérapie concernent le fonctionnel comme l'organique. Les indications fonctionnelles : gastralgies, nervosisme, insomnie, peuvent être prises au pied de la lettre. C'est-à-dire que l'ordonnance de phytothérapie seule, ou associée aux oligo-éléments et à l'acupuncture, peut prétendre à la guérison ou à une stabilisation satisfaisante de la maladie.
  Les indications organiques méritent d'être comprises autrement.

Soit elles souscrivent au même but : cela peut être le cas dans la rectocolite hémorragique par exemple.

Soit elles seront considérées comme méthode d'appoint pour venir en aide à l'individu dans les déficiences spécifiques de son terrain, s'associant utilement aux thérapeutiques classiques (chirurgie, allopathie, physio-thérapie, etc.). C'est le cas évident pour les cancers, les hémopathies, etc.

On peut tenir le même raisonnement dans le domaine de la pathologie infectieuse. Si la phytothérapie peut circonscrire certaines infections virales ou bactériennes, on ne pourra que l'associer aux moyens classiques dans la diphtérie, le RAA, la tuberculose...

Dans cette pathologie infectieuse, les essences conte-nues dans la liste du syndrome et du terrain à traiter, seront à confronter avec l'aromatogramme pour une sélection judicieuse des plantes sensibles. Certaines affections rares, comme la sclérose en plaques, la maladie de Dühung Brocq, les collagénoses, ont reçu des indications de plantes en se basant à la fois sur l'expérience des anciens et sur le raisonnement d'ana-logie en fonction du terrain constaté généralement dans ces maladies, tant par les phytothérapeutes que par les oligothérapeutes.

| *Plante* | *Observations* | *Oligo-éléments* |
|---|---|---|

## ABCÈS DENTAIRE
### (caries)

| PLÉNITUDE – CHALEUR D'E ET DE Rt (TERRE) | | |
|---|---|---|
| *Bardane*<br>*Maïs*<br>*Réglisse* | – Terrain hyperglycémique : caries avec gingivites, stomatites ; granulomes dentaires. | – Cuivre<br>– Zinc-Nickel-Cobalt |
| PLÉNITUDE – CHALEUR DE GI ET DE P (MÉTAL) | | |
| *Bardane (caries, abcès dent.)*<br>*Guimauve*<br>*Réglisse* | – Terrain hyposthénique ; fragilité de l'émail dentaire.<br>– Surinfections, granulomes dentaires. | – Manganèse-cuivre<br>– Cuivre<br>– Fluor |
| VIDE – FROID DE V ET DE R (EAU) | | |
| *Girofle (caries, graves, chro-niques)* | – Anergie.<br>– Caries dentaires graves, fréquentes, chroniques. | – Cuivre<br>– Manganèse-cuivre<br>– Cuivre-Or-Argent<br>– Fluor |

## ACCOUCHEMENT
### (déclenchement du travail-ocytocique)

| PLÉNITUDE – CHALEUR DE VB ET DE F (BOIS) | | |
|---|---|---|
| *Alchemille*<br>*Cimicifuga*<br>*Epiaires*<br>*Hydrastis* | – Femmes sthéniques, hyperthyroï-diennes, spasmées.<br>– Contractures efficaces mais retard à la dilatation. | |
| VIDE – FROID D'IG ET DE C (FEU IMPÉRIAL) | | |
| *Agripaume*<br>*Chevrefeuille*<br>*Genet* | – Femmes insuffisantes sympathiques, cœur lent, cardiopathie congénitale. | |
| PLÉNITUDE – CHALEUR DE TR ET DE MC (FEU MINISTÉRIEL) | | |
| *Hydrastis* | – Femmes sthéniques, hyperthyroï-diennes, spasmées.<br>– Contractures efficaces mais retard à la dilatation. | |

| Plante | Observations | Oligo-éléments |
|---|---|---|
| **PLÉNITUDE – CHALEUR D'E ET DE Rt (TERRE)** | | |
| *Alchemille* | – Femmes pléthoriques au déclenche-ment difficile. | |
| **VIDE – FROID D'E ET DE Rt (TERRE)** | | |
| *Aristoloche* *Cannelle* *Mauve* *Souci* *Verveine* | – Femmes hypogénitales, obèses, asthé-niques, à la musculature abdominale habituellement relâchée. | |
| **VIDE – FROID DE GI ET P (MÉTAL)** | | |
| *Aristoloche* *Mauve* | – Femmes lymphatiques, hypogénitales. | |
| **VIDE – FROID DE V ET DE R (EAU)** | | |
| *Alchemille* *Garance* *Genet* *Girofle* | – Femmes hyposurrénaliennes, asthé-niques, frileuses. | |

## ACNÉ

| Plante | Observations | Oligo-éléments |
|---|---|---|
| **PLÉNITUDE – CHALEUR DE VB ET DE F, VIDE – FROID DE VB ET DE F (BOIS)** | | |
| *Anémone Pulsa-tille* *Artichaut* *Citron* *Douce amère* *Lavande* *Levure de bierre* *Ortie piquante* *Pissenlit* | – Terrain insuffisant sympathique ou sympathicotonique et hépatique. <br> – Atteinte par le froid (coryne bacte-rium) sur terrain parfois anergique associé. <br> – L'acné juvénil chez l'hépatique est un froid et chaud de foie en médecine chinoise. Froid et chaud (nué froid) ou chaud et froid (nué chaud) sont les formes d'acné sur les terrains res-pectifs de vide de yang ou de pléni-tude de yang, d'où le choix composé des plantes. | – Soufre <br> – Cuivre <br> – Magnésium <br> – Cuivre-Or-Argent et <br> – Manganèse |

| Plante | Observations | Oligo-éléments |
|---|---|---|
| **PLÉNITUDE – CHALEUR D'E ET DE Rt (TERRE)** | | |
| *Aigremoine*<br>*Bardane*<br>*Citron*<br>*Douce amère*<br>*Fumeterre*<br>*Souci* | – Terrain pléthorique, insuffisant vagal, hyperglycémique.<br>– Acné rosacé.<br>– Couperose.<br>– Acné et furoncles.<br>– Surinfection diébétique. | – Zinc-Nickel-Cobalt<br>– Soufre<br>– Cuivre |
| **VIDE – FROID D'E et DE Rt (TERRE)** | | |
| *Centaurée*<br>*Fucus*<br>*Hysope*<br>*Laminaires*<br>*Lavande*<br>*Levure de bière*<br>*Noyer*<br>*Pissenlit* | – Désadaptation hypophyso-gonadique, hypothyroïdie, lymphatisme. | – Zinc-Cuivre<br>– Manganèse-Cuivre<br>– Soufre |
| **VIDE – FROID DE GI ET DE P (MÉTAL)** | | |
| *Douce amère*<br>*Fucus*<br>*Hysope*<br>*Laminaires*<br>*Lavande*<br>*Pensée sauvage*<br>*Pissenlit*<br>*Souci* | – Terrain hyposthénique, vagotonique.<br>– Sujets de choix de l'acné.<br>– Acné juvénil, rachitisme, scoliose, anorexie, tristesse, crise d'adolescence. | – Manganèse-Cuivre<br>– Soufre<br>– Magnésium<br>– Cuivre-Or-Argent |
| **PLÉNITUDE – CHALEUR DE V ET DE R (EAU)** | | |
| *Bourrache*<br>*Noyer*<br>*Pissenlit*<br>*Saule blanc*<br>*(hyper-androgé-*<br>*nie de la*<br>*femme).* | – Terrain hypersurrénalien, plus ou moins hyperandrogénique (femme), sympathicotonique. | – Manganèse-Cobalt<br>– Cuivre-Or-Argent (si toléré)<br>– Cuivre<br>– Soufre |

| *Plante* | *Observations* | *Oligo-éléments* |
|---|---|---|
| **VIDE – FROID DE V ET DE R (EAU)** | | |
| *Achillée*<br>*Fucus*<br>*Hysope*<br>*Laminaires*<br>*Lavande*<br>*Levure de bière*<br>*Livèche*<br>*Noyer*<br>*Pensée sauvage*<br>*Romarin*<br>*Santal*<br>*Sureau noir*<br>*Thym*<br>*Verge d'or* | – Anergie nette et marquée.<br>– Acné nécrotique.<br>– Acné du dos important. | – Cuivre-Or-<br>   Argent<br>– Soufre<br>– Manganèse-<br>   Cuivre |

## ACROCYANOSE
### (engelures, maladie de Raynaud)

| | | |
|---|---|---|
| **VIDE – FROID D'E ET DE Rt (TERRE)** | | |
| *Fucus*<br>*Laminaires*<br>*Marron d'Inde*<br>*Noyer* | – Désadaptation.<br>– Personne adipeuse, peau froide, cel-<br>   lulite. | – Zinc-Cuivre<br>– Magnésium<br>– Phosphore<br>– Cobalt |
| **VIDE – FROID DE GI ET DE P (MÉTAL)** | | |
| *Fucus*<br>*Laminaires*<br>*Noyer*<br>*Pulmonaire*<br>*(externe)* | – Hyposthénie marquée.<br>– Frilosité à la peau.<br>– Diathèse la plus exposée à l'acrocya-<br>   nose, aux engelures. | – Manganèse-<br>   Cuivre<br>– Magnésium<br>– Phosphore<br>– Cobalt |
| **VIDE – FROID DE V ET DE R (EAU)** | | |
| *Ache*<br>*Céleri (externe)*<br>*Fucus*<br>*Laminaires*<br>*Noyer* | – Sujet sentimental.<br>– Anergie marquée.<br>– Frilosité interne.<br>– Déficience surrénale. | – Cuivre-Or-<br>   Argent<br>– Magnésium<br>– Phosphore<br>– Cobalt |

| *Plante* | *Observations* | *Oligo-éléments* |
|----------|----------------|------------------|

## ADENITES

### VIDE – FROID D'E ET DE Rt (TERRE)

| *Fucus*<br>*Germandrée*<br>*Laminaires*<br>*Noyer* | – Sujets amorphes. | – Cuivre<br>– Manganèse-<br>  Cuivre |
|---|---|---|

### VIDE – FROID DE GI ET DE P (MÉTAL)

| *Laminaires*<br>*Romarin*<br>*Sauge*<br>*Tussilage*<br>*Fucus* | – Sujets hyposthéniques, lymphatiques. | – Cuivre<br>– Manganèse-<br>  Cuivre |
|---|---|---|

## ADENITES CERVICALES
### (adénopathies cervicales tuberculeuses)

### VIDE – FROID DE VB ET DE F (BOIS)

| *Douce amère*<br>*Houblon*<br>*Lavande*<br>*Noyer* | – Localisation fréquente sur le méridien de la vésicule. C'est un froid et chaud de foie (circonstance favorable : éthylisme). | – Manganèse-<br>  Cuivre<br>– Soufre |
|---|---|---|

### VIDE – FROID D'E ET DE Rt (TERRE)

| *Douce amère*<br>*Fenugrec*<br>*Fucus*<br>*Laminaires*<br>*Noyer*<br>*Souci* | – Localisation sur le méridient de l'estomac ou de la vésicule (voir froid et chaud de foie). | – Manganèse-<br>  Cuivre. |
|---|---|---|

### VIDE – FROID DE GI ET DE P (MÉTAL)

| *Douce amère*<br>*Laminaires*<br>*Lavande*<br>*Tussilage*<br>*Fucus* | – Localisation sur le méridien de l'estomac ou de la vésicule (voir froid et chaud de foie). | – Manganèse-<br>  Cuivre |
|---|---|---|

| *Plante* | *Observations* | *Oligo-éléments* |
|---|---|---|

## AGITATION
**(kuang = « folie agitée » névrose d'angoisse, hystérie, phobies, agressivité, anxiété, angoisse, hypocondrie, neurotonie, excitation, dystonie neuro-végétative)**

### PLÉNITUDE – CHALEUR DE VB ET DE F (BOIS)

| *Plante* | *Observations* | *Oligo-éléments* |
|---|---|---|
| *Alchemille*<br>*Anémone pulsatille*<br>*Aubépine (angois.)*<br>*Ballote*<br>*Ellebore blanc*<br>*(agres. hyst.)*<br>*Gui (hyst.)*<br>*Lavande*<br>*Nenuphar (ang.)*<br>*Oranger Amer*<br>*Romarin*<br>*Saule blanc (ang.)*<br>*Tilleul (hyst.)*<br>*Valeriane (hyst.)* | – Terrain sympathicotonique, hyperthyroïdien.<br>– Irritabilité, anxiété, angoisse, névrose d'angoisse, phobies, spasmophilie, hystérie.<br>– Kuang de vésicule et de foie-yang.<br>– Excès de Hun. | – Manganèse<br>– Iode<br>– Soufre<br>– Magnésium<br>– Phosphore<br>– Lithium |

### PLÉNITUDE – CHALEUR D'IG ET DE C, DE TR ET DE MC (FEU)

| *Plante* | *Observations* | *Oligo-éléments* |
|---|---|---|
| *Aubépine (ang.)*<br>*Ballote*<br>*Gui (hyst.)*<br>*Lavande*<br>*Lotier corniculé*<br>*Marjolaine*<br>*Melilot*<br>*Melisse*<br>*Nénuphar (ang.)*<br>*Oranger amer*<br>*Passiflore (hyst.)*<br>*Rauwolfia*<br>*Romarin*<br>*Saule blanc*<br>*Tilleul*<br>*Valeriane (hyst.)* | – Terrain sympathicotonique, dystonie majeure, hyperpituitarisme.<br>– Excitabilité, anxiété, hyperémotivité, angoisse, hystérie, excès d'idéalisme, agitation.<br>– Kuang d'intestin grêle et de cœur-yang.<br>– Excès de Shen. | – Manganèse-<br>Cobalt<br>– Iode<br>– Lithium |

| Plante | Observations | Oligo-éléments |
|---|---|---|
| **CHALEUR D'E ET DE Rt (TERRE)** | | |
| *Alchemille* *Ellebore blanc* *Fumeterre* *Mélisse* *Tilleul* *Verveine* | – Terrain insuffisant vagal, hypopancréatique, hypergonadique. <br> – Gaieté excessive, actes irréfléchis, absence de responsabilité, hypomanie, manie, exhibitionisme. <br> – Kuang d'estomac et de rate-yang. <br> – Excès de Yi. | – Zinc-Nickel-Cobalt <br> – Manganèse-Cobalt <br> – Fer <br> – Lithium+++ |
| **PLÉNITUDE – CHALEUR DE GI ET DE P (MÉTAL)** | | |
| *Coquelicot (insomnie, perversion, délinquance)* *Guimauve* *Opium* | – Terrain insuffisant vagal, pléthorique. <br> – Hypomanie, actes irréfléchis, perversion. <br> – Kuang de gros intestin et de poumon-yang. <br> – Excès de Po. | – Manganèse-Cuivre <br> – Manganèse-Cobalt <br> – Lithium |
| **PLÉNITUDE – CHALEUR DE V ET DE R (EAU)** | | |
| *Bourse à pasteur* *Ellebore blanc* *Nénuphar* *Passiflore* *Rauwolfia* *Saule blanc* *Sureau noir* *Valeriane* | – Terrain sympathicotonique, hypersurrénalien, hypertonie cérébro-spinale. <br> – Agressivité, hostilité, ambition ou jalousie excessives, autorité abusive, idées de persécution, paranoïa. <br> – Kuang de vessie et de rein-yang. <br> – Excès de Zhi. | – Manganèse-cobalt <br> – Iode <br> – Lithium |

**ALBUMINURIE ORTHOSTATIQUE**

| | | |
|---|---|---|
| **VIDE – FROID DE V ET DE R (EAU)** | | |
| *Ache* *Bouleau* *Bruyère* *Chardon roland* *Livèche* *Maïs* *Prêle* *Verge d'or* *Vergerette du canada* | – Terrain anergique, insuffisant sympathique, hyposurrénalien, déficitaire rénal. <br> – Sujet frileux, sentimental. | – Cuivre <br> – Cuivre-Or-Argent <br> – ± Manganèse-Cuivre (si hyposthénie) |

| *Plante* | *Observations* | *Oligo-éléments* |
|---|---|---|

### ALOPECIE
### (chute de cheveux)

**VIDE – FROID DE VB ET DE F (BOIS)**

| | | |
|---|---|---|
| *Centaurée* <br> *Ortie piquante* <br> *Sauge* | – Terrain hyperthyroïdien, insuffisant surrénalien, labilité sympathique, hépatisme profond. <br> – Début de la chute par le sommet postérieur (Lambda), origine psycho-somatique fréquente. | – Zinc-Cuivre <br> – Soufre <br> – Iode <br> – Manganèse |

**PLÉNITUDE – CHALEUR D'E ET DE Rt (TERRE)**

| | | |
|---|---|---|
| *Achillée* <br> *Bardane* <br> *Ortie piquante* | – Terrain insuffisant vagal, pléthorique, sanguin. <br> – Début de la chute par les golfes frontaux. <br> – Facteur constitutionnel fréquent. | – Zinc-Nickel-Cobalt <br> – Soufre <br> – Iode <br> – ± Zinc-Cuivre |

**VIDE – FROID DE GI ET DE P (MÉTAL)**

| | | |
|---|---|---|
| *Capucine* <br> *Centaurée* <br> *Chêne* <br> *Lierre grimpant* <br> *Ortie piquante* <br> *Sauge* <br> *Thym* | – Terrain hyposthénique, vagotonique. <br> – Alopécie. <br> – Début de calvitie précoce. <br> – Début de la chute par le sommet (fontanelle antérieure). | – Manganèse-Cuivre <br> – Soufre <br> – Iode <br> – Zinc-Cuivre |

### AMÉNORRHÉES
### (oligoménorrhée, spanioménorrhée, pauciménorrhée)

**PLÉNITUDE – CHALEUR DE VB ET DE F (BOIS)**

| | | |
|---|---|---|
| *Alchemille* <br> *Anémone pulsatille* <br> *Cumin* <br> *Epiaires* <br> *Grémil* <br> *Sénéçon* | – Femmes colériques, nerveuses, hyper-thyroïdiennes, hyperoestrogéniques. <br> – Aménorrhée fonctionnelle, ou Base-dow, ou par emballement hypophy-saire, sympathicotonie réactionnelle à choc, stress, terrain spasmophile. | – Manganèse <br> – Manganèse-Cobalt <br> – Iode <br> – Soufre <br> – Magnésium <br> – Phosphore |

| Plante | Observations | Oligo-éléments |
|---|---|---|
| **VIDE – FROID DE VB ET DE F (BOIS)** | | |
| *Angélique* *Armoise (hypo-oest., cir-rhose...)* *Aunée* *Cyprès (hypo-oest.)* *Eleutérocoque* *Ginseng* *Houblon (hypo-oest.)* *Lavande* *Livèche* *Menthe* *Sauge (hypo-oest.)* | – Femmes nerveuses, insuffisantes sym-pathiques, pâles, hypotendues. <br>– Aménorrhées des cirrhoses, maladies infectieuses, hypo-oestrogénie fonc-tionnelle ou médicamenteuses. | – Manganèse <br>– Soufre <br>– Magnésium |
| **PLÉNITUDE – CHALEUR D'IG ET DE C (FEU IMPÉRIAL)** | | |
| *Grémil* *Hydrastis* *Marjolaine* *Saule blanc* | – Femmes passionnées, plus ou moins spasmophiles. <br>– Aménorrhées par hypersympathisme, congestion génitale, hyperpituitarisme. | – Manganèse-Cobalt <br>– Iode <br>– Soufre <br>– Cobalt |
| **VIDE – FROID D'IG ET DE C (FEU IMPÉRIAL)** | | |
| *Agripaume* *Aunée* *Hellebore noir* *Lavande* *Sauge* | – Femmes sentimentales, insuffisantes sympathiques, hypopituitaires. <br>– Aménorrhées par stress, cardiopathie congénitale, hypopituitarisme fonction-nel. | – Cuivre-Or-Argent |
| **PLÉNITUDE – CHALEUR D'E ET DE Rt (TERRE)** | | |
| *Arnica (embal. dien. hyp.)* *Sénéçon* *Tilleul* | – Femmes obèses, gaies, diabétiques ou prédiabétiques. <br>– Aménorrhée par emballement hypo-physo-thalamique ; aménorrhée du diabète, des obésités. <br>– Adénome hypophysaire à la prolactine débutant. | – Zinc-Nickel-Cobalt <br>– Manganèse-Cobalt <br>– Lithium |

| Plante | Observations | Oligo-éléments |
|---|---|---|
| **VIDE – FROID D'E ET DE Rt (TERRE)** | | |
| *Aristoloche*<br>*Armoise*<br>*Aunée*<br>*Camomille*<br>*Cannelle*<br>*Carvi*<br>*Fucus (anémie)*<br>*Gentiane*<br>*Houblon*<br>*Laminaires (hypothy.)*<br>*Lavande*<br>*Lierre grimpant*<br>*Menthe*<br>*Menyanthe*<br>*Noyer (retard pub.)*<br>*Plantain (retard pub.)*<br>*Réglisse*<br>*Sauge*<br>*Sénéçon*<br>*Souci* | – Jeunes filles, obésité prépubérale.<br>– Désadaptation hypophyso-gonadique avec panhypopituitarisme ou déficit isolé en FSH et LH.<br>– Femme amorphe, aménorrhée de myxoedème.<br>– Hypopituitarisme, hypogonadisme fonctionnels, traumatiques (stress, choc) ou médicamenteux (pilule, neuroleptiques). | – Zinc-Cuivre<br>– Zinc<br>– Aluminium<br>– Lithium |

| Plante | Observations | Oligo-éléments |
|---|---|---|
| **VIDE – FROID DE GI ET DE P (MÉTAL)** | | |
| *Angélique*<br>*Armoise*<br>*Aristoloche*<br>*Aunée*<br>*Capucine*<br>*Fucus*<br>*Gentiane*<br>*Laminaires (anémie, lymphatisme)*<br>*Lavande*<br>*Lierre grimpant*<br>*Marronnier d'Inde*<br>*Menthe*<br>*Noyer*<br>*Origan*<br>*Plantain (retard puberté)*<br>*Réglisse*<br>*Rhubarbe*<br>*Sassafras*<br>*Sauge*<br>*Sénéçon*<br>*Thym* | – Femmes hyposthéniques, lymphatiques, maigres, vagotoniques, hypothyroïdiennes.<br>– Aménorrhée type : agénésie des lobes olfactifs avec anosmie.<br>– Aménorrhée de dénutrition (maigreur, camp de concentration), anorexie mentale (voir aussi BOIS-yang et EAU-yang), aménorrhée dite autrefois « des chloroses », anémie, tuberculose, maladies infectieuses, hypothyroïdie fonctionnelle ou patente, aménorrhée fonctionnelle locale par vasoconstriction permanente.<br>– Signes d'accompagnement : Raynaud, acrocyanose, hyperhidrose. | – Manganèse-Cuivre<br>– Mang.-Cuivre-Cobalt<br>– Zinc<br>– Aluminium<br>– Lithium |
| **PLÉNITUDE – CHALEUR DE V ET DE R (EAU)** | | |
| *Bourrache*<br>*Bourse à Pasteur*<br>*Paliure*<br>*Piloselle*<br>*Verveine*<br>*Ylang Ylang* | – Femmes hypersurrénaliennes ou hyperandrogéniques, hirsutisme.<br>– Type : Cushing, syndrome de Stein Leventhal.<br>– Aménorrhée par choc et hypersurrénalisme réactionnel. | – Manganèse-Cobalt<br>– Cobalt |

| Plante | Observations | Oligo-éléments |
|---|---|---|
| **VIDE – FROID DE V ET DE R (EAU)** | | |
| *Achillée*<br>*Aunée*<br>*Bistorte*<br>*Chardon roland*<br>*Fenouil*<br>*Fucus*<br>*Garance*<br>*Géranium*<br>*Laminaires (ané-*<br>   *mie, anergie)*<br>*Lavande*<br>*Livèche*<br>*Prêle*<br>*Réglisse*<br>*Sassafras*<br>*Sauge*<br>*Thuya* | – Femmes sentimentales, timorées, fri-<br>leuses, hyposurrénaliennes avec bouf-<br>fées sympathiques.<br>– Aménorrhée par insuffisance des sté-<br>roïdes surrénaliens et des stéroïdes<br>sexuels gonadiques.<br>– Etiologie; anergie, dépression+++,<br>maladie infectieuse, générale, tuber-<br>culose, Addison, stress, deuil, choc<br>ou grande peur. | – Cuivre-Or-<br>Argent |

## ANÉMIE

| Plante | Observations | Oligo-éléments |
|---|---|---|
| **VIDE – FROID D'IG ET DE C (FEU IMPÉRIAL)** | | |
| *Algues marines*<br>*Angélique*<br>*Eglantier*<br>*Fucus*<br>*Mouron blanc* | – Anémie par insuffisance médullaire.<br>– Anémie par auto-anticorps froids.<br>– Anémie post-hémorragique. | – Cuivre-Or-<br>Argent<br>– Cuivre<br>– Cobalt |

| Plante | Observations | Oligo-éléments |
|---|---|---|
| **VIDE – FROID D'E ET DE Rt (TERRE)** | | |
| *Algues marines*<br>*Angélique*<br>*Aunée*<br>*Citron*<br>*Eupatoire d'Avicenne*<br>*Fénugrec*<br>*Fumeterre*<br>*Gentiane*<br>*Houblon*<br>*Levure de bière*<br>*Ményanthe*<br>*Noyer*<br>*Patience (fer)*<br>*Sénéçon*<br>*Thym* | – Anémie par carences (fer, vitamine B12).<br>– Anémie de Biermer.<br>– Anémie post-hémorragique.<br>– Anémie par auto-anticorps froids.<br>– Anémie par intoxication au plomb. | – Cuivre-Or-Argent<br>– Manganèse-Cuivre<br>– Mang.-Cuivre-Cobalt<br>– Cuivre |
| **VIDE – FROID DE GI ET DE P (MÉTAL)** | | |
| *Algues marines*<br>*Angélique*<br>*Aunée*<br>*Citron*<br>*Fénugrec*<br>*Fumeterre*<br>*Gentiane*<br>*Houblon*<br>*Levure de bière*<br>*Noyer*<br>*Ortie piquante*<br>*Patience (fer)*<br>*Pervenche*<br>*Thym* | – Anémie par carences (fer, vitamine B12).<br>– Anémie par auto-anticorps froids.<br>– Anémie post-hémorragique. | – Cuivre-Or-Argent<br>– Manganèse-Cuivre<br>– Mang.-Cuivre-Cobalt<br>– Cuivre |
| **VIDE – FROID DE V ET DE R (EAU)** | | |
| *Algues marines*<br>*Eglantier*<br>*Fucus*<br>*Galeopsis*<br>*Garance*<br>*Mouron blanc*<br>*Ortie piquante*<br>*Thym* | – Anémie par insuffisance médullaire.<br>– Anémie par auto-anticorps froids.<br>– Anémie post-hémorragique. | – Cuivre-Or-Argent<br>– Cuivre<br>– Cobalt |

| Plante | Observations | Oligo-éléments |
|--------|--------------|----------------|

## ANERGIES POST-INFECTIEUSE ET POST-OPÉRATOIRE

### VIDE – FROID DE VB ET DE F (BOIS)

| Plante | Observations | Oligo-éléments |
|--------|--------------|----------------|
| *Chardon marie*<br>*Houblon*<br>*Noyer* | – Atteinte du système réticulo-endothé-lial hépatique ; hépatomégalie. | – Cuivre-Or-Argent |

### VIDE – FROID D'IG ET DE C (FEU IMPÉRIAL)

| *Ginseng*<br>*Mouron blanc* | – Insuffisance symapthique majeure, hypopituitarisme. | – Cuivre-Or-Argent |
|--------|--------------|----------------|

### VIDE – FROID D'E ET DE Rt (TERRE)

| *Algues marines*<br>*Centaurée*<br>*Fénugrec*<br>*Gentiane*<br>*Germandrée*<br>*Ginseng*<br>*Houblon* | – Atteinte du système réticulo-entothé-lial, ganglions, hypersplénisme. | – Zinc-Cuivre |
|--------|--------------|----------------|

### VIDE – FROID DE GI ET DE P (MÉTAL)

| *Citron*<br>*Fucus*<br>*Gentiane*<br>*Laminaires*<br>*Sauge*<br>*Tussilage* | – Atteinte lymphatique. | – Manganèse-Cuivre |
|--------|--------------|----------------|

### VIDE – FROID DE V ET DE R (EAU)

| *Ginseng*<br>*Piloselle*<br>*Romarin*<br>*Sarriette* | – Hyposurrénalisme, atteinte des « moëlles ». | – Cuivre-Or-Argent |
|--------|--------------|----------------|

## ANGINES
### (phlegmon de l'amygdale)

### PLÉNITUDE – CHALEUR D'IG ET DE C, DE TR ET DE MC (FEU)

| *Aubépine*<br>*Vigne rouge*<br>*(antistrepto)* | – Par plénitude de C et d'IG, de TR surtout.<br>– Hyperthermie, soif+++. | – Cuivre<br>– Argent |
|--------|--------------|----------------|

| Plante | Observations | Oligo-éléments |
|---|---|---|
| **VIDE – FROID D'IG ET DE C, DE TR ET DE MC (FEU)** | | |
| *Eglantier*<br>*Epine vinette* | – Anergie. | – Cuivre-Or-<br>  Argent<br>– Argent |
| **PLÉNITUDE – CHALEUR D'E ET DE Rt (TERRE)** | | |
| *Aigremoine*<br>*Guimauve*<br>*Murier sauvage*<br>*(ronces)* | – Angine avec désadaptation hypophyso-<br>  pancréatique. | – Cuivre<br>– Zinc-Nickel-<br>  Cobalt |
| **VIDE – FROID D'E ET DE Rt (TERRE)** | | |
| *Aunée*<br>*Belladone*<br>*Chêne*<br>*Fénugrec (phleg.)*<br>*Noyer*<br>*Réglisse* | – Désadaptation.<br>– Angines à répétition dans l'enfance<br>– Angines virales surtout. | – Zinc-Cuivre<br>– Cuivre<br>– Argent |
| **PLÉNITUDE – CHALEUR DE GI ET DE P (MÉTAL)** | | |
| *Aigremoine*<br>*Guimauve*<br>*Pervenche* | – Angines à pneumocoques surtout par<br>  plénitude des méridiens P et GI.<br>– Correspond à puncturer Shaoshang<br>  (IIP) et Shangyang (I GI). | – Manganèse-<br>  Cuivre<br>– Cuivre<br>– Argent |
| **VIDE – FROID DE GI ET DE P (MÉTAL)** | | |
| *Aunée*<br>*Belladone*<br>*Chêne*<br>*Girofle*<br>*Hysope*<br>*Noyer*<br>*Romarin*<br>*Thym*<br>*Tussilage* | – Angines et rhinopharyngites chez un<br>  hyposthénique. | – Manganèse-<br>  Cuivre<br>– Cuivre<br>– Argent |
| **PLÉNITUDE – CHALEUR DE V ET DE R (EAU)** | | |
| *Epine vinette* | – Hyperergie, hypersurrénalisme.<br>– Fièvre, angine blanche (staphylocoque<br>  surtout). | – Cuivre<br>– Argent |

| Plante | Observations | Oligo-éléments |
|--------|--------------|----------------|
| **VIDE – FROID DE V ET DE R (EAU)** | | |
| *Chèvrefeuille* *(strepto, RAA)* *Citron* *Eglantier* *Framboisier* *Géranium* *Girofle* *Hysope* *Noyer* *Réglisse* *Romarin* *Rose rouge* *Sauge* *Sureau noir* *Thym* | – Angines érythématopultacées de l'anergique.<br>– R.A.A.<br>– Angines des hémopathies.<br>– Streptocoques surtout. | – Cuivre-Or-Argent<br>– Bismuth |

## ANGINE DE POITRINE
### (suite d'infarctus, douleur précordiale)

| | | |
|---|---|---|
| **PLÉNITUDE – CHALEUR DE VB ET DE F (BOIS)** | | |
| *Chélidoine* *Mélisse* | – Terrain sympathicotonique, hyperthyroïdien, hépato-biliaire.<br>– Signes digestifs fréquemment associés.<br>– Douleur dans les hypochondres. | – Manganèse-Cobalt<br>– Iode<br>– Soufre<br>– Phosphore |
| **PLÉNITUDE – CHALEUR D'IG ET DE C OU DE MC ET TR (FEU)** | | |
| *Aubépine* *Bourrache* *Mélisse* *Oranger amer* *Pervenche* *Valériane* | – Contexte dystonique.<br>– Hypertension.<br>– Survenue brutale.<br>– Cœur rapide. | – Manganèse-Cobalt<br>– Cobalt<br>– Iode ou Brome-Iode<br>– Phosphore |
| **VIDE – FROID D'IG ET DE C OU DE MC ET TR (FEU)** | | |
| *Cactus grandiflorus* *Ginseng* *Levure de bière* *Muguet* | – Contexte de bouffées sympathicotoniques sur fond d'insuffisance sympathique.<br>– Timidité, caractère timoré<br>– Cœur lent. | – Manganèse-Cobalt<br>– Cuivre-Or-Argent<br>– Cobalt<br>– Phosphore |

| Plante | Observations | Oligo-éléments |
|---|---|---|
| **PLÉNITUDE – CHALEUR D'E ET DE Rt (TERRE)** | | |
| *Aigremoine (doses faibles = vasodil. doses fortes = vaso-const.)* <br> *Arnica* <br> *Maïs* <br> *Pervenche* <br> *Reine des prés* | – Terrain insuffisant vagal, hypopancréatique, vasculaire. <br> – Contexte pléthorique, jovial. <br> – Diabète ou hernie hiatale souvent associés. | – Manganèse-Cobalt <br> – Zinc-Nickel-Cobalt <br> – Cobalt <br> – Phosphore |
| **VIDE – FROID D'E ET DE Rt (TERRE)** | | |
| *Anis vert* <br> *Badiane* <br> *Fenouil* <br> *Petite centaurée* | – Contexte hypothyroïdien. <br> – Obésité. | – Zinc-Cuivre <br> – Cobalt <br> – Phosphore |
| **PLÉNITUDE – CHALEUR DE GI ET DE P (MÉTAL)** | | |
| *Arnica* <br> *Bourrache* <br> *Pervenche* | – Terrain hyposthénique, vasculaire, insuffisant vagal. <br> – Hyperglycémie fréquente. | – Manganèse-Cobalt <br> – Phosphore |
| **VIDE – FROID DE GI ET DE P (MÉTAL)** | | |
| *Fenouil* <br> *Ginseng* <br> *Petite centaurée* | – Hyposthénie. <br> – Antécédents pulmonaires. <br> – Contexte d'insuffisance respiratoire chronique. | – Manganèse-Cuivre <br> – Manganèse-Cuivre-Cobalt <br> – Cobalt <br> – Phosphore |
| **PLÉNITUDE – CHALEUR DE V ET DE R (EAU)** | | |
| *Bourrache* <br> *Pervenche* | – Survenue brutale. <br> – Sujet sthénique, hypersurrénalien. | – Manganèse-Cobalt <br> – Cobalt <br> – Iode <br> – Phosphore |

| *Plante* | *Observations* | *Oligo-éléments* |
|---|---|---|

**ANOREXIE**

### VIDE – FROID DE VB ET DE F (BOIS)

| *Centaurée* *Chardon marie* *Epine vinette* *Germandrée* *Menthe* | – Sujet nerveux, insuffisant sympathique.<br>– Séquelle d'une atteinte profonde de la cellule hépatique. | – Cuivre<br>– Phosphore<br>– Magnésium<br>– ± Manganèse |
|---|---|---|

### PLÉNITUDE – CHALEUR D'E ET DE Rt (TERRE)

| *Bouleau* *Fumeterre* *Genevrier* *Melisse* *Pervenche* *Saule* | – Anorexie par encombrement, indigestion, après excès de table prolongé. | – Zinc-Nickel-Cobalt |
|---|---|---|

### VIDE – FROID D'E ET DE Rt (TERRE)

| *Angélique* *Chardon béni* *Camomille* *Citron* *Epine vinette* *Fenouil* *Fénugrec* *Fucus* *Gentiane* *Germandrée* *Gingembre* *Ginseng* *Laminaires* *Lavande* *Levure de bière* *Menthe* *Ményanthe* *Petite centaurée* *Quinquina* *Sauge* | – Anorexie après surmenage physique ou intellectuel, ou suite d'une longue maladie avec atteinte immunitaire. | – Zinc-Cuivre<br>– Cuivre-Or-Argent |
|---|---|---|

| Plante | Observations | Oligo-éléments |
|---|---|---|
| **VIDE – FROID DE GI ET DE P (MÉTAL)** | | |
| *Angélique*<br>*Avoine*<br>*(anorexie mentale)*<br>*Bistorte*<br>*Chardon béni*<br>*Fénugrec*<br>*Fucus*<br>*Gentiane*<br>*Germandrée*<br>*Gingembre*<br>*Girofle*<br>*Houblon*<br>*Hysope*<br>*Laminaires*<br>*Lavande*<br>*Levure de bière*<br>*Millepertuis*<br>*Ményanthe*<br>*Petite centaurée*<br>*Sassafras*<br>*Sauge*<br>*Souci*<br>*Thym* | – Sujet hyposthénique, vagotonique.<br>– Anorexie constitutionnelle.<br>– Anorexie mentale de l'adolescence, anorexie mentale.<br>– Anorexie des sujets lymphatiques, tuberculeux, ou convalescents d'une maladie avec atteinte immunitaire. | – Manganèse-Cuivre<br>– Fluor<br>– ± Lithium |
| **VIDE – FROID DE V ET DE R (EAU)** | | |
| *Ache*<br>*Bistorte*<br>*Cassis (baies)*<br>*Eglantier*<br>*Lavande*<br>*Sarriette*<br>*Sassafras* | – Sujet anergique, manque de vitalité, hyposurrénalien.<br>– Anorexie des maladies chroniques, des faiblesses de constitution, anorexie mentale. | – Cuivre-Or-Argent<br>– ± Lithium<br>– Magnésium |

## ANTI-LAIT
### (coupe-lait, sevrage)

| | | |
|---|---|---|
| **PLÉNITUDE – CHALEUR D'IG ET DE C (FEU IMPÉRIAL)** | | |
| *Pervenche*<br>*Sauge* | | – Manganèse-Cobalt |
| **VIDE – FROID D'IG ET DE C (FEU IMPÉRIAL)** | | |
| *Sauge* | | – Manganèse-Cobalt |

| Plante | Observations | Oligo-éléments |
|---|---|---|
| **PLÉNITUDE – CHALEUR D'E ET DE Rt (TERRE)** | | |
| *Pervenche* *Sauge* | | – Manganèse-Cobalt |
| **PLÉNITUDE – CHALEUR DE GI ET DE P (MÉTAL)** | | |
| *Pervenche* *Sauge* | | – Manganèse-Cobalt |

## APHONIE

| | | |
|---|---|---|
| **VIDE – FROID DE GI ET DE P (MÉTAL)** | | |
| *Cyprès* | – Voix faible, aphonie, sont des symptômes de vide de poumon. Equivaut à tonifier Lieque (7P). | – Manganèse-Cuivre |

## APHTES

| | | |
|---|---|---|
| **PLÉNITUDE – CHALEUR D'E ET DE Rt (TERRE)** | | |
| *Aigremoine* *Murier sauvage* *Myrtille* | – Terrain hyperglycémique, pléthorique. | – Zinc-Nickel-Cobalt |
| **VIDE – FROID D'E ET DE Rt (TERRE)** | | |
| *Bistorte* *Géranium* *Levure de bière* *Sauge* *Thym* | – Désadaptation, insuffisance immunitaire, troubles du système réticulo-endothélial, hypothyroïdie, fièvres éruptives, saturnisme. <br> – Aphtes avec hypersalivation. | – Zinc-Cuivre <br> – Cuivre |
| **VIDE – FROID DE GI ET DE P (MÉTAL)** | | |
| *Bistorte* *Levure de bière* *Thym* | – Vagotonie, hyposthénie, hypersialhorrhée, hypothyroïdie, fièvres éruptives. | – Manganèse-Cuivre |
| **VIDE – FROID DE V ET DE R (EAU)** | | |
| *Bistorte* *Eglantier* *Framboisier* *Géranium* *Levure de bière* *Prêle* *Thym* | – Anergie profonde, insuffisance surrénalienne. <br> – Aphtoses constitutionnelles. <br> – Aphtoses des hémopathies. | – Cuivre-Or-Argent |

| *Plante* | *Observations* | *Oligo-éléments* |
|----------|----------------|------------------|

## ARTÉRIOPATHIES OBLITÉRANTES

| PLÉNITUDE – CHALEUR DE VB ET DE F (BOIS) | | |
|---|---|---|
| *Anémone pulsatille*<br>*Ballote fétide*<br>*Chélidoine*<br>*Cyprès*<br>*Marjolaine*<br>*Saule blanc*<br>*Vigne rouge* | – Importance des crampes.<br>– Impatiences noctures, + ou – associées à une insuffisance circulatoire vertébro-basilaire (avec vertiges). | – Manganèse<br>– Manganèse-Cobalt<br>– Cobalt (en IM, intra-artérielle, ou sub-linguale)<br>– Iode<br>– Soufre<br>– Phosphore<br>– Magnésium |

| PLÉNITUDE – CHALEUR DE TR ET DE MC, DE C ET IG (FEU) | | |
|---|---|---|
| *Aubépine*<br>*Ballote fétide*<br>*Cyprès*<br>*Gui*<br>*Marjolaine*<br>*Oranger amer*<br>*Pervenche*<br>*Saule blanc*<br>*Valériane*<br>*Vigne rouge* | – Stade neuro-arthritique privilégié de ce type d'affections, ainsi que la disposition dystonique (diathèse III).<br>– Crampes de l'écrivain parfois. | – Manganèse-Cobalt<br>– Cobalt (IM, IA ou SL)<br>– Iode<br>– Soufre |

| PLÉNITUDE – CHALEUR D'E ET DE Rt (TERRE) | | |
|---|---|---|
| *Bardane*<br>*Cyprès*<br>*Genièvre*<br>*Gui*<br>*Myrtille*<br>*Olivier*<br>*Pervenche*<br>*Prêle*<br>*Tilleul* | – Terrain insuffisant vagal et hypopancréatique, pléthorique, diabétique, goutteux...<br>– Membres inférieurs.<br>– Territoires illiaques, fémorales, tibiale antérieure.<br>– Pouls pédieux non perçu.<br>– + ou – associé à une insuffisance circulatoire carotidienne. | – Manganèse-Cobalt<br>– Zinc-Nickel-Cobalt<br>– Iode<br>– Soufre<br>– Cobalt<br>– Phosphore |

| Plante | Observations | Oligo-éléments |
|--------|-------------|----------------|
| **PLÉNITUDE – CHALEUR DE GI ET DE P (MÉTAL)** | | |
| *Cyprès*<br>*Eucalyptus*<br>*Gui*<br>*Pervenche* | – Terrain hyposthénique et vasculaire.<br>– Membre supérieur, parfois crampe de l'écrivain ou même territoire que TERRE. | – Manganèse-<br>  Cobalt<br>– Manganèse-<br>  Cuivre<br>– Cobalt<br>– Soufre |
| **PLÉNITUDE – CHALEUR DE V ET DE R** | | |
| *Aubépine*<br>*Lavande*<br>*Saule blanc*<br>*Valériane* | – Terrain hypersurrénalien, sympathico-tonique.<br>– Membres inférieurs : trajet de la douleur le long des méridiens R - V (jumeaux douloureux).<br>– Tibiale postérieure abolie. | – Manganèse-<br>  Cobalt<br>– Cobalt<br>– Magnésium<br>– Phosphore |

## ARTÉRIOSCLÉROSE
### (athérosclérose, athérome)

| Plante | Observations | Oligo-éléments |
|--------|-------------|----------------|
| **PLÉNITUDE – CHALEUR DE VB ET DE F (BOIS)** | | |
| *Artichaut*<br>*Chélidoine*<br>*Citron*<br>*Epine vinette*<br>*Fragon*<br>*Frêne*<br>*Fumeterre*<br>*Orthosiphon*<br>*Prêle (poudre)*<br>*Tilleul*<br>*Tilleul sauvage du*<br>   *Roussillon* | – Terrain d'origine hyperthyroïdienne, sympathicotonique en dystonie.<br>– Hypercholestérolémie surtout.<br>– Contexte de vertiges, de lithiase vésiculaire. | – Manganèse-<br>  Cobalt<br>– Manganèse<br>– Zinc<br>– Cobalt<br>– Lithium,<br>  Baryum<br>+ Prêle en<br>  gélules |

| Plante | Observations | Oligo-éléments |
|---|---|---|
| **PLÉNITUDE – CHALEUR DE TR ET DE MC, D'IG ET DE C (FEU)** | | |
| *Artichaut*<br>*Aubépine*<br>*Bouleau*<br>*Citron*<br>*Douce amère*<br>*Frêne*<br>*Gui*<br>*Mélilot*<br>*Orthosiphon*<br>*Pervenche*<br>*Prêle (poudre)*<br>*Reine des prés*<br>*Tilleul*<br>*Tilleul sauvage*<br>*Vigne rouge* | – Diathèse neuro-arthritique, terrains sympathicotoniques ou insuffisants vagaux.<br>– Hypertension, états apoplectiques ou pléthoriques.<br>– Hypercholestérolémie.<br>– Hyperuricémie.<br>– Hyperazotémie.<br>– Spasmes vasculaires de plus haut risque. | – Manganèse-Cobalt<br>– Magnésium<br>– Zinc<br>– Cobalt et Lithium, Baryum<br>+ Prêle en gélules |
| **PLÉNITUDE – CHALEUR D'E ET DE Rt (TERRE)** | | |
| *Alchemille*<br>*Arnica*<br>*Bouleau*<br>*Citron*<br>*Douce amère*<br>*Frêne*<br>*Fumeterre*<br>*Genévrier*<br>*Maïs*<br>*Olivier*<br>*Prêle (poudre)*<br>*Reine des prés*<br>*Souci*<br>*Tilleul+++* | – Sujet insuffisant vagal, sanguin.<br>– Hypertension.<br>– Hyperglycémie.<br>– Obésité.<br>– Hypercholestérolémie.<br>– Hyperuricémie. | – Zinc-Nickel-Cobalt<br>– Manganèse-Cobalt<br>– Magnésium, Zinc, Lithium, Cobalt<br>+ Prêle en gélules |
| **PLÉNITUDE – CHALEUR DE GI ET DE P (MÉTAL)** | | |
| *Douce amère*<br>*Eucalyptus*<br>*Frêne*<br>*Pervenche*<br>*Prêle (poudre)* | – Sujet hyposthénique, vasculaire, hyperglycémique.<br>– Hypertension.<br>– Infarctus.<br>– Artérite.<br>– Insuffisance respiratoire chronique.<br>– Bronchite chronique. | – Manganèse-Cobalt<br>– Magnésium, Lithium, Cobalt, Zinc<br>– + ou – Manganèse-Cuivre<br>+ Prêle en gélules |

| Plante | Observations | Oligo-éléments |
|---|---|---|
| **VIDE – FROID DE GI ET DE P (MÉTAL)** | | |
| *Aunée*<br>*Bistorte*<br>*Fucus*<br>*Ginseng*<br>*Laminaires*<br>*Levure de bière*<br>*Noyer*<br>*Prêle (poudre)*<br>*Romarin*<br>*Thym* | – Sujet hyposthénique, hypothyroïdien.<br>– Maigreur, frilosité.<br>– Ralentissement intellectuel.<br>– Difficulté de concentration.<br>– Ramollissement cérébral.<br>– Sénescence. | – Manganèse-<br>Cuivre<br>– Cuivre-Or-<br>Argent<br>– Magnésium,<br>Lithium, Alu-<br>minium<br>+ Prêle en<br>gélules |
| **PLÉNITUDE – CHALEUR DE V ET DE R (EAU)** | | |
| *Alchemille*<br>*Bouleau*<br>*Frêne*<br>*Genévrier*<br>*Maïs*<br>*Orthosiphon*<br>*Tilleul* | – Terrain hypersurrénalien, sympathico-<br>tonique.<br>– Hypertension.<br>– Hyperuricémie.<br>– Hyperazotémie. | – Manganèse-<br>Cobalt<br>– Magnésium<br>– Zinc<br>– Cobalt et<br>Lithium,<br>Baryum<br>+ Prêle en<br>gélules |
| **VIDE – FROID DE V ET DE R (EAU)** | | |
| *Achillée*<br>*Bistorte*<br>*Fucus*<br>*Ginseng*<br>*Girofle*<br>*Levure de bière*<br>*Noyer*<br>*Prêle (poudre)*<br>*Romarin* | – Terrain anergique, hyposurrénalien.<br>– Sénilité précoce.<br>– Ramollissement cérébral.<br>– Tremblements séniles.<br>– Ralentissement intellectuel.<br>– Frilosité.<br>– + ou – hypotension. | – Cuivre-Or-<br>Argent<br>– Manganèse-<br>Cobalt<br>– Magnésium,<br>Zinc, Lithium,<br>Alumin.<br>+ Prêle en<br>gélules |

| Plante | Observations | Oligo-éléments |
|--------|-------------|----------------|

### ARTHRITISME
### (arthralgies fugaces, douleurs erratiques)

| | | |
|--------|-------------|----------------|
| **PLÉNITUDE – CHALEUR DE VB ET DE F (BOIS)** | | |
| *Achillée* *Artichaut* *Citron* *Epine vinette* *Grémil* *Orthosiphon* *Ortie piquante* *Pensée sauvage* *Pissenlit* *Reine des prés* *Saule blanc* *Tilleul sauv.* *Verge d'or* | – Terrain allergique-arthritique, type : sympathicotonique, hyperthyroïdien = diathèse I. <br> – Arthralgies fugaces, douleurs erratiques avec acide urique augmenté ou même normal. <br> – Arthrite des hépatites virales (aggravation par le vent). | – Manganèse <br> – Soufre |
| **PLÉNITUDE – CHALEUR D'IG ET DE C, DE TR ET DE MC (FEU)** | | |
| *Artichaut* *(uricémie)* *Bouleau* *Cassis* *Citron* *Gremil* *Orthosiphon* *Reine des prés* *Saule blanc* *Tilleul sauv.* | – Terrain dystonique. Evolution de l'arthritique pur en « neuro-arthritique » : diathèse III. <br> – Douleurs fugaces des articulations sans lésions. <br> – Hyperuricémie. | – Manganèse <br> – Manganèse-Cobalt <br> – Soufre |
| **PLÉNITUDE – CHALEUR DE V ET DE R (EAU)** | | |
| *Cassis* *Epine vinette* *Maïs* *Orthosiphon* *Pissenlit* *Reine des prés* *Sassafras* *Verge d'or* | – Terrain hypersurrénalien intrinqué avec le terrain arthritique : « feu de Ming Men » + « feu du foie ». <br> – Douleurs fugaces des articulations sans lésions. <br> – Hyperuricémie. | – Manganèse <br> – Manganèse-Cobalt <br> – Soufre |

| Plante | Observations | Oligo-éléments |
|---|---|---|

**ASTHÉNIE**

**PLÉNITUDE – CHALEUR DE VB ET DE F (BOIS)**

| Plante | Observations | Oligo-éléments |
|---|---|---|
| *Aigremomine*<br>*Artichaut*<br>*Citron*<br>*Ortie piquante*<br>*Pissenlit* | – Asthénie paradoxale du matin améliorée après dérouillage, petit déjeuner, activité physique. | – Manganèse<br>– Soufre<br>– Magnésium<br>– Phosphore |

**VIDE – FROID DE VB ET DE F (BOIS)**

| *Angélique*<br>*Aunée*<br>*Chardon marie*<br>*Epine vinette*<br>*Germandrée*<br>*Ginseng*<br>*Lavande*<br>*Menthe*<br>*Noyer* | – Asthénie paradoxale du matin améliorée après dérouillage, petit déjeuner, activité physique. | – Manganèse<br>– Soufre<br>– Magnésium<br>– Phosphore |
|---|---|---|

**PLÉNITUDE – CHALEUR D'IG ET DE C, DE TR ET DE MC (FEU)**

| *Marrube blanc*<br>*Saule*<br>*Vigne rouge* | – Asthénie globale<br>– Perturbation des émonctoires par vieillissement brutal (coup de vieux) ou surmenage (voir aussi artériosclérose). | – Manganèse-<br>Cobalt<br>– Iode<br>– Soufre<br>– Magnésium |
|---|---|---|

**VIDE – FROID D'IG ET DE C, DE TR ET DE MC (FEU)**

| *Angélique*<br>*Aunée*<br>*Chardon marie*<br>*Epine vinette*<br>*Ginseng*<br>*Hellebore noir*<br>*Lavande*<br>*Mouron blanc*<br>*Quinquina* | – Asthénie globale<br>– Hypopituitarisme | – Cuivre-Or-<br>Argent<br>– Magnésium |
|---|---|---|

**PLÉNITUDE – CHALEUR D'E ET DE Rt (TERRE)**

| *Citron*<br>*Melisse*<br>*Verveine* | – Asthénie cyclique<br>– Crises d'hypoglycémie<br>– Fringales à 11 h et 17 h.<br>– Crises solaires. | – Manganèse-<br>Cobalt<br>– Zinc-Nickel-<br>Cobalt<br>– Magnésium |
|---|---|---|

| Plante | Observations | Oligo-éléments |
|---|---|---|
| **VIDE – FROID D'E ET DE Rt (TERRE)** | | |
| *Angélique*<br>*Aunée*<br>*Bistorte*<br>*Camomille*<br>*Centaurée*<br>*Chardon béni*<br>*Chêne*<br>*Citron*<br>*Crithme maritime*<br>*Eupatoire*<br>*Fénugrec*<br>*Fucus*<br>*Fumeterre*<br>*Gentiane*<br>*Géranium*<br>*Germandrée*<br>*Gingembre*<br>*Ginseng*<br>*Houblon*<br>*Laminaires*<br>*Lavande*<br>*Lierre terrestre*<br>*Menthe*<br>*Ményanthe*<br>*Noyer*<br>*Patience*<br>*Plantain*<br>*Piloselle*<br>*Quinquina*<br>*Sauge*<br>*Souci* | – Asthénie cyclique.<br>– Crises d'hypoglycémie.<br>– Sujet mou, paresseux.<br>– (Remarquer le nombre de plantes considérable dans cette diathèse de désadaptation). | – Zinc-Nickel-Cobalt<br>– ± Zinc-Cuivre<br>– Magnésium |
| **PLÉNITUDE – CHALEUR DE GI ET DE P (MÉTAL)** | | |
| *Marrube blanc*<br>*Pervenche* | – Asthénie vespérale du flegmatique souffrant d'artériosclérose. | – Manganèse-Cobalt<br>– Magnésium |

| Plante | Observations | Oligo-éléments |
|--------|--------------|----------------|
| **VIDE – FROID DE GI ET DE P (MÉTAL)** | | |
| *Angélique*<br>*Aunée*<br>*Avoine*<br>*Bistorte*<br>*Cannelle*<br>*Centaurée*<br>*Chardon béni*<br>*Chêne*<br>*Fucus*<br>*Gentiane*<br>*Germandrée*<br>*Gingembre*<br>*Ginseng*<br>*Girofle*<br>*Houblon*<br>*Hysope*<br>*Laminaires*<br>*Levure de bière*<br>*Lierre terrestre*<br>*Menthe*<br>*Noyer*<br>*Ortie piquante*<br>*Patience*<br>*Plantain*<br>*Prêle*<br>*Sassafras*<br>*Thym* | – Fatigue le soir, en fin de journée.<br>– Fatigue rapide à l'effort.<br>– Sujet lent, incapable d'agir vite, sinon se fatigue.<br>– Sujet qui s'économise.<br>– (Remarquer le nombre de plantes considérable dans cette diathèse hyposthénique-lymphatique). | – Manganèse-Cuivre<br>– Fluor<br>– Magnésium |
| **PLÉNITUDE – CHALEUR DE V ET DE R (EAU)** | | |
| *Marrube blanc* | – Asthénie globale après surmenage, mais excitation. T.A. normale. | – Manganèse-Cobalt<br>– Magnésium |

| Plante | Observations | Oligo-éléments |
|---|---|---|
| **VIDE – FROID DE V ET DE R (EAU)** | | |
| *Achillée*<br>*Aunée*<br>*Cassis*<br>*Eglantier*<br>*Epine vinette*<br>*Framboisier*<br>*Garance*<br>*Genêt*<br>*Genièvre*<br>*Géranium*<br>*Gingembre*<br>*Ginseng*<br>*Girofle*<br>*Hysope*<br>*Lavande*<br>*Levure de bière*<br>*Mouron blanc*<br>*Noyer*<br>*Piloselle*<br>*Prêle*<br>*Romarin*<br>*Sarriette*<br>*Sassafras*<br>*Sauge* | – Anergie, hyposurrénalisme.<br>– Frilosité.<br>– Baisse générale de la vitalité.<br>– Hypotension artérielle.<br>– Asthénie permanente.<br>– Infections rénales plus ou moins asso- ciées à angines. | – Cuivre-Or-<br>  Argent<br>– Magnésium |

| *Plante* | *Observations* | *Oligo-éléments* |
|---|---|---|

## ASTHME

| PLÉNITUDE – CHALEUR DE VB ET DE F (BOIS) | | |
|---|---|---|
| *Achillée*<br>*Anémone pulsatille*<br>*Ballote*<br>*Champignon de couche*<br>*Chélidoine*<br>*Cimicifuga*<br>*Epiaires*<br>*Euphraise*<br>*Fumeterre*<br>*Gelsemium*<br>*Gui*<br>*Marjolaine*<br>*Melisse*<br>*Nénuphar*<br>*Oranger amer*<br>*Plantain*<br>*Radis noir*<br>*Valériane* | – Terrain allergique, arthritique, hyper-thyroïdien.<br>– Asthme vent, vent-chaleur.<br>– Asthme saisonnier surtout ; auscultation normale entre les crises.<br>– Allergie aux pollens, graminées, produits industriels ou cosmétiques... | – Manganèse<br>– Soufre<br>– Magnésium<br>– Phosphore |
| PLÉNITUDE – CHALEUR D'IG ET DE C, DE TR ET DE MC (FEU) | | |
| *Ballote*<br>*Gui*<br>*Marjolaine*<br>*Mélisse*<br>*Nénuphar*<br>*Oranger amer*<br>*Valériane* | – Terrain très dystonique, évolution du précédent.<br>– Asthme chaleur + vent. | – Manganèse-Cobalt<br>– Iode<br>– Soufre<br>– Manganèse<br>– Phosphore |
| PLÉNITUDE – CHALEUR D'E ET DE Rt (TERRE) | | |
| *Aigremoine*<br>*Aubépine* | – Terrain hyperglycémique.<br>– Asthme par chaleur-humidité (mycose aggravé par la chaleur). | – Zinc-Nickel-Cobalt<br>– Phosphore<br>– Soufre |

| Plante | Observations | Oligo-éléments |
|---|---|---|
| **VIDE – FROID D'E ET DE Rt (TERRE)** | | |
| *Anis*<br>*Aristoloche*<br>*Aunée*<br>*Belladone*<br>*Cannelle*<br>*Carvi*<br>*Cumin*<br>*Colchique*<br>*Douce amère*<br>*Fenouil*<br>*Fucus*<br>*Gingembre*<br>*Hysope*<br>*Laminaires*<br>*Lavande*<br>*Lierre terrestre*<br>*Ményanthe*<br>*Millepertuis*<br>*Sauge* | – Terrain désadapté.<br>– Allergie : mycose, moisissure, poussière.<br>– Asthme eau-humidité, avec hyperproduction de glaires : bronchorrhée importante. | – Zinc-Cuivre<br>– Manganèse-Cuivre<br>– Soufre<br>– Phosphore |
| **PLÉNITUDE – CHALEUR DE GI ET DE P (MÉTAL)** | | |
| *Aigremoine*<br>*Bourrache*<br>*Citron*<br>*Marrube blanc*<br>*Melisse* | – Terrain hyposthénique.<br>– Asthme par sécheresse ou chaleur-sécheresse (poussière) aggravé par la chaleur, le chauffage central. | – Manganèse-Cuivre<br>– Cobalt<br>– Soufre<br>– Phosphore |

| *Plante* | *Observations* | *Oligo-éléments* |
|---|---|---|
| **VIDE – FROID DE GI ET DE P (MÉTAL)** | | |
| *Angélique*<br>*Aristoloche*<br>*Aunée*<br>*Belladone*<br>*Cajeput*<br>*Capucine*<br>*Citron*<br>*Cochlearia*<br>*Datura*<br>*Douce amère*<br>*Drosera*<br>*Eucalyptus*<br>*Fucus*<br>*Hysope*<br>*Jusquiame noire*<br>*Laminaires*<br>*Lavande*<br>*Lierre terrestre*<br>*Mauve*<br>*Millepertuis*<br>*Niaouli*<br>*Origan*<br>*Ortie piquante*<br>*Pin Sylv.*<br>*Romarin*<br>*Salsepareille*<br>*Sarriette*<br>*Sauge*<br>*Térébenthine*<br>*Thym*<br>*Tussilage* | – Terrain hyposthénique, le plus spécifique des asthmes chroniques.<br>– Asthme par froid, froid-sec, froid-humide (poussière, moisissure, froid).<br>– Aggravation l'automne et l'hiver. | – Manganèse-Cuivre<br>– Cuivre-Or-Argent<br>– Soufre<br>– Phosphore |
| **VIDE – FROID DE V ET DE R (EAU)** | | |
| *Ache*<br>*Datura*<br>*Fenouil*<br>*Hysope*<br>*Jusquiame noire*<br>*Lavande*<br>*Pin*<br>*Romarin* | – Terrain anergique, hyposurrénalien.<br>– Mécanisme racine-brindille.<br>– Asthme par froid surtout. | – Manganèse-Cuivre<br>– Cuivre-Or-Argent<br>– Soufre<br>– Phosphore |

| *Plante* | *Observations* | *Oligo-éléments* |
|---|---|---|

## AVITAMINOSE
### (malnutrition, maigreur)

| VIDE – FROID D'E ET DE Rt (TERRE) | | |
|---|---|---|
| *Aunée*<br>*Cochlearia*<br>*Fénugrec*<br>*Fucus*<br>*Gentiane*<br>*Laminaires*<br>*Levure de bière* | – Maigreur constitutionnelle.<br>– Dénutrition, cachexie par maladie ou carence. | – Cuivre-Or-Argent<br>– Mang.-Cuivre-Cobalt<br>– Manganèse-Cuivre<br>+ Germes de blé |
| VIDE – FROID DE GI ET DE P (MÉTAL) | | |
| *Aunée*<br>*Cochlearia*<br>*Fénugrec*<br>*Fucus*<br>*Gentiane*<br>*Laminaires*<br>*Levure de bière* | – Maigreur constitutionnelle.<br>– Dénutrition, cachexie par maladie ou carence. | – Cuivre-Or-Argent<br>– Mang.-Cuivre-Cobalt<br>– Manganèse-Cuivre<br>+ Germes de blé |

## BOURDONNEMENTS D'OREILLE
### (Ménière)

| PLÉNITUDE – CHALEUR DE VB ET DE F (BOIS) | | |
|---|---|---|
| *Aubépine*<br>*Ballote*<br>*Cimicifuga*<br>*Epiaires*<br>*Gattilier*<br>*Mélisse*<br>*Romarin* | – Terrain hyperthyroïdien, sympathico-tonique.<br>– Sensibilité vestibulaire.<br>– Bourdonnements d'origine psycho-somatique. | – Manganèse<br>– Soufre<br>– Magnésium<br>– Phosphore |
| PLÉNITUDE – CHALEUR D'IG ET DE C, DE TR ET DE MC (FEU) | | |
| *Aubépine*<br>*Ballote*<br>*Gattilier*<br>*Mélisse* | – Terrain dystonique.<br>– Etiologie sympathicotonique ou vasculaire. | – Manganèse-Cobalt |
| PLÉNITUDE – CHALEUR D'E ET DE Rt (TERRE) | | |
| *Aubépine*<br>*Mélisse*<br>*Verveine* | – Terrain pléthorique.<br>– Origine vasculaire surtout. | – Manganèse-Cobalt |

| Plante | Observations | Oligo-éléments |
|---|---|---|
| **VIDE – FROID DE GI ET DE P (MÉTAL)** | | |
| *Armoise* *Ginseng* *Lavande* *Mouron rouge* | – Terrain hyposthénique. <br> – Artériosclérose et vieillissement pré-maturé. <br> – Terrain de choix des surdités congé-nitales (MÉTAL-EAU). | – Manganèse-Cuivre |
| **VIDE – FROID DE V ET DE R (EAU)** | | |
| *Girofle* *Lavande* *Mouron rouge* *Prêle* *Romarin* | – Anergie. <br> – Bourdonnements accompagnés souvent d'hypoacousie. <br> – Terrain de choix des surdités congé-nitales (EAU-MÉTAL). | – Cuivre-Or-Argent |

## BRADYCARDIE
### (hyposystolie, asystolie, extrasystoles)

| | | |
|---|---|---|
| **VIDE – FROID D'IG ET DE C (FEU)** | | |
| *Adonis* *Agripaume* *Angélique* *Cassis (Bour-geons)* *Chardon marie* *Epine vinette* *Giroflée* *Levure de bière* *Mouron blanc* *Muguet* *Romarin* | – Terrain insuffisant sympathique, pré-disposition aux déficiences cardiaques. <br> – Asystolie. <br> – Hyposystolie. <br> – Défaillance cardiaque. | – Phosphore |
| **VIDE – FROID D'E ET DE Rt (TERRE)** | | |
| *Angélique* *Levure de bière* *Quinquina* | – Désadaptation hypophysogonadique, terrain hypothyroïdien. <br> – Amaigrissement. <br> – Cachexie ou <br> – Fausse obésité et frilosité des hypo-thyroïdies. | – Phosphore |
| **VIDE – FROID DE V ET DE R (EAU)** | | |
| *Cassis (bourgeons)* *Levure de bière* *Mouron blanc* *Romarin* | – Terrain anergique, hyposurrénalien, déficient rénal. <br> – Contexte d'insuffisance cardio-rénale | – Phosphore |

| *Plante* | *Observations* | *Oligo-éléments* |
|----------|----------------|------------------|

## BRONCHO-PNEUMOPATHIES

### VIDE – FROID D'E ET DE Rt (TERRE)

| | | |
|---|---|---|
| *Angélique*<br>*Aunée*<br>*Cannelle*<br>*Colchique*<br>*Cyprès*<br>*Douce amère*<br>*Eucalyptus*<br>*Fucus*<br>*Germandrée*<br>*Laminaires*<br>*Lavande*<br>*Mauve*<br>*Menthe*<br>*Millepertuis*<br>*Réglisse*<br>*Romarin*<br>*Sauge*<br>*Thym* | – Terrain désadapté.<br>– Etiologie froid-humidité.<br>– Etiologie virale surtout.<br>– Fièvre modérée, bronchorrhée+++. | – Manganèse-<br>Cuivre<br>– Cuivre<br>– Argent |

### PLÉNITUDE – CHALEUR DE GI ET DE P (MÉTAL)

| | | |
|---|---|---|
| *Aigremoine*<br>*Bourrache*<br>*(absence de*<br>*sueur, hyper-*<br>*thermie)*<br>*Citron*<br>*Eucalyptus*<br>*Guimauve (sèche)*<br>*Marrube blanc*<br>*(sèche)*<br>*Niaouli*<br>*Pulmonaire*<br>*(absence de*<br>*sueur, hyper-*<br>*thermie)*<br>*Ylang Ylang* | – Terrain hyposthénique, hyperglycé-mique.<br>– Etiologie chaleur-sécheresse.<br>– Etiologie bactérienne surtout (pneumocoques, staphylo, strepto).<br>– Dyspnée, fièvre élevée, absence de soif, langue jaune, pommettes rouges, expectoration de crachats purulents. | – Manganèse-<br>Cuivre<br>– ± Zinc-Nickel-<br>Cobalt<br>– Argent |

| Plante | Observations | Oligo-éléments |
|---|---|---|
| **VIDE – FROID DE GI ET DE P (MÉTAL)** | | |
| *Aunée* <br> *Bryone (hypersécrét.)* <br> *Cajeput+* <br> *Capucine* <br> *Citron* <br> *Cochlearia+++* <br> *Cyprès* <br> *Douce amère* <br> *Drosera* <br> *Eucalyptus* <br> *Fenouil* <br> *Fucus* <br> *Germandrée+++* <br> *Gingembre* <br> *Ginseng* <br> *Laminaires* <br> *Lavande* <br> *Mauve* <br> *Menthe* <br> *Myrte* <br> *Nialouli* <br> *Origan* <br> *Pin sylv.+* <br> *Plantain* <br> *Romarin* <br> *Salsepareille* <br> *Sarriette+* <br> *Sassafras* <br> *Sauge* <br> *Térébenthine+* <br> *Thym+* <br> *Tussilage* | – Terrain hyposthénique prédisposé. <br> – Etiologie froid, sécheresse de froid. <br> – Etiologie virale surtout. <br> – Atteinte progressive, fièvre modérée, frissons, courbatures, sueurs. | – Manganèse-Cuivre <br> – Cuivre <br> – Argent |
| **VIDE – FROID DE V ET DE R (EAU)** | | |
| *Myrte* <br> *Romarin* <br> *Sureau noir* | – Terrain anergique, hyposurrénalien. <br> – Etiologie virale surtout. | – Cuivre-Or-Argent <br> – Manganèse-Cuivre <br> – Cuivre <br> – Argent |

| *Plante* | *Observations* | *Oligo-éléments* |
|----------|----------------|------------------|

## BRONCHORRHÉE

| VIDE – FROID D'E ET DE Rt (TERRE) | | |
|---|---|---|
| *Germandrée*<br>*Hysope*<br>*Lierre terrestre*<br>*Menthe*<br>*Mouron rouge* | – Désadaptation, hyposthénie.<br>– Excès de glaires par humidité (voir asthme).<br>– Bronchorrhée, hypersialhorrhée (yin). | – Manganèse-Cuivre |
| PLÉNITUDE – CHALEUR DE GI ET DE P (MÉTAL) | | |
| *Niaouli* | – Excès de glaires et de chaleur (Tan). | – Manganèse-Cuivre |
| VIDE – FROID DE GI ET DE P (MÉTAL) | | |
| *Bryone*<br>*Capucine*<br>*Germandrée*<br>*Gingembre*<br>*Menthe*<br>*Mouron rouge*<br>*Myrte*<br>*Niaouli* | – Hyposthénie.<br>– Excès de glaires par froid-humidité de poumon, bronchorrhée (yin). | – Manganèse-Cuivre |
| VIDE – FROID DE V ET DE R (EAU) | | |
| *Myrte* | – Terrain anergique.<br>– Excès de glaires d'origine rein-surrénale par eau-humidité (yin).<br>– Bronchorrhée, polyurie. | – Cuivre-Or-Argent<br>– Manganèse-Cuivre |

## BRÛLURES

| PLÉNITUDE – CHALEUR DE GI ET DE P (MÉTAL) | | |
|---|---|---|
| *Eglantier*<br>*Millepertuis*<br>*Ortie piquante* | – Syndrome de « chaleur à la peau ». | |

| *Plante* | *Observations* | *Oligo-éléments* |
|---|---|---|

## CANCER
**(dégénérescence du tissu lymphatique, dégénérescence tissulaire, leucémie)\***

| | | |
|---|---|---|
| **PLÉNITUDE – CHALEUR DE VB ET DE F (BOIS)** | | |
| *Artichaut*<br>*Chélidoine*<br>*Gattilier*<br>*Gremil* | – Cancer s'installant sur un terrain pléthorique BOIS, suite à une circonstance anergisante. | – Manganèse-Cobalt (au début)<br>– Cuivre-Or-Argent<br>– Magnésium |
| **VIDE – FROID DE VB ET DE F (BOIS)** | | |
| *Anémone hépatique*<br>*Angélique*<br>*Artichaut*<br>*Aunée*<br>*Centaurée*<br>*Chélidoine*<br>*Douce amère*<br>*Eupatoire*<br>*Kinkeliba* | – Cancer chez sujets nerveux, insuffisants hépathique profonds : cancer primitif du foie, cancérisation d'un état hépatique chronique. | – Cuivre-Or-Argent<br>– Magnésium<br>– Cuivre |
| **PLÉNITUDE DE MC – TR ; C – IG (FEU)** | | |
| *Bourse à pasteur*<br>*Gattilier*<br>*Grémil*<br>*Gui* | – Cancer, apanage de la pléthore et de l'obstruction métabolique à son maximum. | – Manganèse-Cobalt (au début)<br>– Magnésium<br>– Cuivre-Or-Argent |
| **VIDE – FROID DE C ET D'IG (FEU IMPÉRIAL)** | | |
| *Agripaume*<br>*Aunée* | – Cancer par anergie chez sujets sentimentaux de constitution FEU-yin. | – Cuivre-Or-Argent<br>– Magnésium |
| **PLÉNITUDE – CHALEUR D'E ET DE Rt (TERRE)** | | |
| *Arnica*<br>*Bardane*<br>*Chélidoine*<br>*Grémil* | – Cancer sur terrain sanguin ou amorphe en pléthore métabolique.<br>– Cancer du pancréas. | – Manganèse-Cobalt (au début)<br>– Cuivre-Or-Argent<br>– Magnésium |

\* Voir Avertissement en préambule du dictionnaire thérapeutique.

| *Plante* | *Observations* | *Oligo-éléments* |
|---|---|---|
| **VIDE – FROID D'E ET DE Rt (TERRE)** | | |
| *Anémone hépatique (amyotrophie, dégén. médullaire)*<br>*Aunée*<br>*Centaurée*<br>*Chardon béni*<br>*Colchique*<br>*Cyprès*<br>*Douce amère*<br>*Epine vinette (écorce)*<br>*Galeopsis (leucémie)*<br>*Géranium*<br>*Gui*<br>*Hysope*<br>*Millepertuis*<br>*Sénéçon*<br>*Souci*<br>*Thuya* | – Cancer survenant sur un sujet désadapté, avec insuffisance immunitaire du S.R.E., lymphome, leucémie myéloïde chronique, Hodgkin, dysglobulinémie. | – Manganèse-Cuivre<br>– Cuivre-Or-Argent<br>– Magnésium |
| **VIDE – FROID DE GI ET DE P (MÉTAL)** | | |
| *Aunée*<br>*Bryone*<br>*Centaurée*<br>*Chardon béni*<br>*Colchique*<br>*Cyprès*<br>*Douce amère*<br>*Géranium*<br>*Hysope*<br>*Millepertuis*<br>*Sénéçon* | – Cancer survenant chez un sujet lymphatique, insuffisant immunitaire : lymphome, Hodgkin, leucémie aiguë lymphoblastique, dysglobulinémie, cancer du poumon. | – Manganèse-Cuivre<br>– Cuivre-Or-Argent<br>– Magnésium |
| **VIDE – FROID DE V ET DE R (EAU)** | | |
| *Aunée*<br>*Galeopsis (leuc.)*<br>*Géranium*<br>*Girofle*<br>*Gui*<br>*Hysope*<br>*Lespedeza*<br>*Thuya* | – Cancer chez sujets anergiques, de constitution EAU.<br>– Cancer du rein, des os, du SNC, Leucémies. | – Cuivre-Or-Argent<br>– Magnésium |

| *Plante* | *Observations* | *Oligo-éléments* |
|---|---|---|

## CATARACTE

| PLÉNITUDE – CHALEUR DE VB ET DE F (BOIS) | | |
|---|---|---|
| *Anémone puls.*<br>*Ballote* | – Terrain allergique.<br>– Cataractes des spasmophiles, ou hyper-<br>  thyréoprives (voir spasmophile). | – Manganèse<br>– Soufre |
| PLÉNITUDE – CHALEUR D'E ET DE Rt (TERRE) | | |
| *Aigremoine* | – Terrain pléthorique, diabétique.<br>– Cataracte sénile de terrain TERRE<br>  habituel. | – Zinc-Nickel-<br>  Cobalt<br>– Manganèse-<br>  Cobalt |

## CELLULITE

| PLÉNITUDE – CHALEUR DE VB ET DE F (BOIS) | | |
|---|---|---|
| *Artichaut*<br>*Citron*<br>*Fragon*<br>*Marronnier d'Inde*<br>*Orthosiphon*<br>*Pissenlit*<br>*Tilleul sauvage* | – Colériques et nerveux en évolution de<br>  l'arthritisme en neuro-arthritisme.<br>– Facteurs capillaires et hépatiques.<br>– Dyskinésie biliaire et troubles de la<br>  circulation veineuse de retour pertur-<br>  bée : culotte de cheval+++. | – Manganèse-<br>  Cobalt<br>– Lithium |
| PLÉNITUDE – CHALEUR D'IG ET DE C (FEU IMPÉRIAL) | | |
| *Bouleau*<br>*Marrube blanc*<br>*Reine des prés* | – Pléthore, troubles des métabolismes<br>  avec l'âge. Feu du cœur équivalent à<br>  la perturbation du triple réchauffeur. | – Manganèse-<br>  Cobalt<br>– Magnésium<br>– Lithium |
| PLÉNITUDE – CHALEUR DE TR ET DE MC (FEU MINISTÉRIEL) | | |
| *Artichaut*<br>*Bouleau*<br>*Citron*<br>*Marronnier d'Inde*<br>*Orthosiphon*<br>*Reine des prés*<br>*Tilleul sauvage* | – Diathèse neuro-arthritique.<br>– Surcharge métabolique.<br>– Facteurs capillaires. | – Manganèse-<br>  Cobalt<br>– Lithium |

| Plante | Observations | Oligo-éléments |
|---|---|---|
| **PLÉNITUDE – CHALEUR D'E ET DE Rt (TERRE)** | | |
| *Bouleau* *Citron* *Fragon* *Marronnier d'Inde* *Reine des prés* *Verveine* | – Personnes de tempérament sanguin ou amorphe, prédiabétique ou diabétiques. <br> – Culotte de cheval. <br> – Cellulite des genoux. <br> – Cellulite de l'abdomen. | – Zinc-Nickel-Cobalt <br> – Lithium <br> – Manganèse-Cobalt |
| **VIDE – FROID D'E ET DE Rt (TERRE)** | | |
| *Algues marines* *Fenouil* *Lierre grimpant* *Marronnier d'Inde* *Verveine* | – Désadaptation hypophyso-gonadique. <br> – Obésité prépubertaire. <br> – Hypogénitalisme. <br> – Hypothyroïdisme. <br> – Peau épaisse et froide. | – Zinc-Cuivre <br> – Lithium <br> – Magnésium |
| **PLÉNITUDE – CHALEUR DE V ET DE R (EAU)** | | |
| *Bouleau* *Busserole* *Cerisier* *Marrube blanc* *Orthosiphon* *Reine des prés* | – Cellulite avec facteurs surrénaux et rénaux. | – Magnésium <br> – Lithium |

## CÉPHALÉE
### (migraine)

| Plante | Observations | Oligo-éléments |
|---|---|---|
| **PLÉNITUDE – CHALEUR DE VB ET DE F (BOIS)** | | |
| *Alchemille* *Anémone puls.* *Chélidoine* *Cimicifuga* *Gattilier* *Grémil* *Gui* *Livèche* *Marjolaine* *Mélisse* *Oranger amer* *Térébenthine* *Tilleul sauv.* | – Céphalées fronto-orbitaires ou migraines par dystonie, hyperthyroïdie, hypertension. <br> – Migraines digestives ou cataméniales. <br> – Céphalées des contraceptifs. <br> – Migraines ophtalmiques. <br> – Sujet aggravé par le vent. <br> – Hémicranie, douleur temporale. <br> – Céphalée de Horton (Cluster headache) | – Cobalt <br> – Manganèse <br> – Iode <br> – Soufre <br> – Lithium <br> – Magnésium |

| Plante | Observations | Oligo-éléments |
|---|---|---|
| **VIDE – FROID DE VB ET DE F (BOIS)** | | |
| *Angélique* *Artichaut* *Aunée* *Chardon marie* *Germandrée* *Lavande+++* *Livèche (sujet Jue yin et Shao yin ou Shao yang)* *Romarin* | – Céphalée permanente ou le matin au réveil. <br> – Insuffisance hépatique profonde et insuffisance sympathique. <br> – Céphalée frontale ou fronto-orbitaire avec baisse ou fatigue de la vue. <br> – Maladie de Horton (+ TERRE-yin et EAU-yin). | – Cuivre-Or-Argent <br> – Manganèse ou Cuivre <br> – Soufre |
| **PLÉNITUDE – CHALEUR D'IG ET DE C, DE TR ET DE MC (FEU)** | | |
| *Bouleau* *Gattilier* *Gui* *Marjolaine* *Mélisse* *Oranger amer* | – Terrain sympathicotonique, hyperpituitaire ou pléthorique et insuffisant vagal. <br> – Hypersurrénalisme des sujets passionnés-FEU. | – Manganèse-Cobalt <br> – Soufre <br> – Magnésium <br> – Lithium <br> – Cobalt |
| **VIDE – FROID D'IG ET DE C, DE TR ET DE MC (FEU)** | | |
| *Angélique* *Ginseng* *Lavande* | – Sujet insuffisant sympathique et anergique, vide de Qi du cœur : tête lourde, vertiges. | – Cuivre-Or-Argent <br> – Cobalt |
| **PLÉNITUDE – CHALEUR D'E ET DE Rt (TERRE)** | | |
| *Aigremomine* *Alchemille* *Mélisse* *Tilleul* *Verveine (migr.)* | – Céphalée de l'hypertendu pléthorique et sanguin. <br> – Céphalées digestives, post-prandiales. <br> – Sensation de tête serrée, en étau circonférentiel. | – Zinc-Nickel-Cobalt <br> – Manganèse-Cobalt <br> – Cobalt |
| **VIDE – FROID D'E ET DE Rt (TERRE)** | | |
| *Centaurée* *Colchique* *Germandrée* *Ményanthe (post-prandiale)* *Verveine* | – Céphalée aggravée par le froid-humide. <br> – Terrain dénutri, malabsorption. <br> – « Tête comme dans du coton ». <br> – Maladie de Horton. | – Zinc-Cuivre |

| Plante | Observations | Oligo-éléments |
|---|---|---|
| **PLÉNITUDE – CHALEUR DE GI ET DE P (MÉTAL)** | | |
| *Aigremoine (HTA)* | – Céphalée de l'HTA du sujet flegmatique ou apathique artérioscléreux.<br>– Céphalée du sommet.<br>– Céphalée de Horton (Cluster headache). | – Manganèse-Cobalt |
| **VIDE – FROID DE GI ET DE P (MÉTAL)** | | |
| *Centaurée*<br>*Germandrée* | – Céphalée du sommet aggravée par le froid et l'humidité.<br>– Frilosité du crâne (chapeau, béret). | – Manganèse-Cuivre |
| **PLÉNITUDE – CHALEUR DE V ET DE R (EAU)** | | |
| *Bouleau*<br>*Bourse à pasteur*<br>*Salsepareille* | – Céphalée de l'urémie, de l'hypertension ou pléthore.<br>– Céphalée nuccale hyperalgique.<br>– Migraine accompagnée. | – Manganèse-Cobalt<br>– Cobalt |
| **VIDE – FROID DE V ET DE R (EAU)** | | |
| *Chardon roland*<br>*Girofle*<br>*Lavande*<br>*Romarin* | – Anergie, insuffisance sympathique et surrénalienne.<br>– Nuccalgies surtout, ou tête lourde, vertiges, lipothymies. | – Cuivre-Or-Argent<br>– Magnésium<br>– Lithium<br>– Cobalt |

## CHOLECYSTITE
### (cholangite)

| | | |
|---|---|---|
| **PLÉNITUDE – CHALEUR DE VB ET DE F (BOIS)** | | |
| *Ballote*<br>*Boldo*<br>*Bouleau*<br>*Cyprès*<br>*Eucalyptus*<br>*Fumeterre*<br>*Pin sylvestre*<br>*Radis noir*<br>*Romarin*<br>*Thym* | – Cf. dyskinésie et lithiase biliaire. | – Cuivre<br>– Phosphore |

| Plante | Observations | Oligo-éléments |
|---|---|---|
| **PLÉNITUDE – CHALEUR D'E ET DE Rt (TERRE)** | | |
| *Aigremoine*<br>*Alchemille*<br>*Cannelle*<br>*Cyprès*<br>*Eucalyptus*<br>*Fumeterre*<br>*Genièvre*<br>*Gremil*<br>*Lampsane*<br>*Romarin*<br>*Sarriette* | – Oddite<br>– Inflammation et obstruction fonction-<br>nelle du carrefour duodéno-pancréa-<br>tique. | – Cuivre<br>– Phosphore |

## CHOLÉRÉTIQUE
**(pour les cholagogues voir dyskinésie biliaire)**

| | | |
|---|---|---|
| **PLÉNITUDE – CHALEUR DE VB ET DE F (BOIS)** | | |
| *Artichaut*<br>*Boldo*<br>*Chélidoine*<br>*Fumeterre*<br>*Lavande*<br>*Ortie* | – Ces plantes stimulent la sécrétion de<br>la bile et favorisent la digestion des<br>graisses chez les hépatiques. | – Manganèse-<br>Cobalt<br>– Soufre |
| **VIDE – FROID DE VB ET DE F (BOIS)** | | |
| *Aunée*<br>*Centaurée* | – Insuffisance de sécrétion biliaire,<br>hépato-splénomégalie, atteinte de la<br>cellule hépatique. | – Manganèse ou<br>Cuivre |
| **PLÉNITUDE – CHALEUR D'E ET DE Rt (TERRE)** | | |
| *Chélidoine*<br>*Fumeterre*<br>*Lavande*<br>*Tilleul* | – Ces plantes stimulent la sécrétion de<br>la bile et lèvent le spasme du sphync-<br>ter d'Oddi. | – Zinc-Nickel-<br>Cobalt<br>– Manganèse-<br>Cobalt<br>– Soufre |
| **VIDE – FROID D'E ET DE Rt (TERRE)** | | |
| *Aunée*<br>*Centaurée* | – Insuffisance de sécrétion biliaire,<br>hépato-splénomégalie. | – Manganèse<br>– Zinc-Nickel-<br>Cobalt |

| Plante | Observations | Oligo-éléments |
|--------|--------------|----------------|

## CHORÉE

| PLÉNITUDE — CHALEUR DE VB ET DE F (BOIS) | | |
|---|---|---|
| **Ballote fétide**<br>**Ellebore blanc**<br>**Gui**<br>**Mélisse**<br>**Ortie piquante**<br>**Saule**<br>**Valériane** | – Sympathicotonie, hyperthyroïdisme, excitabilité cérébrale. | – Manganèse<br>– Iode<br>– Soufre |
| **PLÉNITUDE – CHALEUR D'IG ET DE C, DE TR ET DE MC (FEU)** | | |
| **Ellebore blanc**<br>**Gui**<br>**Mélisse**<br>**Saule**<br>**Valériane** | – Sympathicotonie, hyperpituitarisme, hyperexcitabilité cérébrale. | – Manganèse-Cobalt |
| **VIDE – FROID DE GI ET DE P (MÉTAL)** | | |
| **Armoise**<br>**Datura**<br>**Giroflée**<br>**Jusquiame**<br>**Pensée sauvage** | – Vagotonie.<br>– Déficit immunitaire.<br>– Vaccinations. | – Manganèse-Cuivre<br>– Cuivre-Or-Argent |
| **VIDE – FROID DE V ET DE R (EAU)** | | |
| **Datura**<br>**Jusquiame** | – Vagotonie.<br>– Maladies génétiques. | – Cuivre-Or-Argent |

## CICATRISATION DES PLAIES

| PLÉNITUDE – CHALEUR D'E ET DE Rt (TERRE) | | |
|---|---|---|
| **Aigremoine**<br>**Bardane**<br>**Verveine** | – Plaies et contusions chez un insuffisant vagal ou un diabétique, pléthorique. | – Manganèse-Cobalt |
| **VIDE – FROID D'E ET DE Rt (TERRE)** | | |
| **Chêne** | – Plaies d'un vagotonique, hyposthé-nique ou désadapté.<br>– Terrain atopique. | – Manganèse-Cuivre |

| Plante | Observations | Oligo-éléments |
|---|---|---|
| **VIDE – FROID DE V ET DE R (EAU)** | | |
| *Eglantier* | – Retard de cicatrisation chez un anergique. | – Manganèse-Cuivre<br>– Cuivre-Or-Argent |

## CIRRHOSES

| Plante | Observations | Oligo-éléments |
|---|---|---|
| **PLÉNITUDE – CHALEUR DE VB ET DE F (BOIS)** | | |
| *Artichaut*<br>*Genévrier*<br>*Maïs*<br>*Orthosiphon*<br>*Piloselle*<br>*Romarin* | – Etat dystonique, prééminence sympathique, suite d'une affection yang avec ictère par cholestase : cirrhose biliaire, cirrhose éthylique à son début. | – Cuivre +<br>Soufre<br>– Magnésium<br>– Lithium<br>– Potassium<br>– ± Manganèse-Cobalt |
| **VIDE – FROID DE VB ET DE F (BOIS)** | | |
| *Ache*<br>*Angélique*<br>*Artichaut*<br>*Chardon marie*<br>*Chou*<br>*Genévrier*<br>*Germandrée*<br>*Maïs*<br>*Piloselle* | – Etat anergique, vagotonie.<br>– Souffrance profonde du tissu hépatique : éthyl, cardiaque, obstruction sus-hépatique, post-hépatique avec hépatite chronique persistante. | – Cuivre +<br>Soufre<br>– Magnésium<br>– Lithium<br>– Potassium |

## COLIBACILLOSE

| Plante | Observations | Oligo-éléments |
|---|---|---|
| **VIDE – FROID D'E ET DE Rt (TERRE)** | | |
| *Chardon béni*<br>*Myrtille* | – Terrain désadapté.<br>– Diarrhées fréquentes. | – Cuivre<br>– Cuivre-Or-Argent |
| **VIDE – FROID DE GI ET DE P (MÉTAL)** | | |
| *Capucine*<br>*Charbon béni*<br>*Eucalyptus*<br>*Gingembre*<br>*Myrtille* | – Terrain hyposthénique.<br>– Colite chronique. | – Cuivre<br>– Cuivre-Or-Argent<br>– Manganèse-Cuivre |

| Plante | Observations | Oligo-éléments |
|---|---|---|
| **PLÉNITUDE – CHALEUR DE V ET DE R (EAU)** | | |
| *Busserole* *Eucalyptus* *Verge d'or* | – Poussées fébriles aiguës en général. | – Cuivre |
| **VIDE – FROID DE V ET DE R (EAU)** | | |
| *Bruyère* *Chevrefeuille* *Eucalyptus* *Myrtille* *Santal* *Verge d'or* | – Terrain anergique. – Colibacillose urinaire surtout. | – Cuivre – Cuivre-Or-Argent |

## COLIQUES NÉPHRÉTIQUES
### (v. aussi Lithiases)

| | | |
|---|---|---|
| **PLÉNITUDE – CHALEUR DE VB ET DE F (BOIS)** | | |
| *Bouleau* *Epine vinette* | – Terrain arthritique (diathèse I). – Calculs uriques. | – Manganèse – Phosphore |
| **PLÉNITUDE – CHALEUR DE TR ET DE MC (FEU MINISTRE)** | | |
| *Bourrache* *Bouleau* | – Terrain neuro-arthritique (diathèse III) – Calculs uriques surtout. | – Phosphore |
| **PLÉNITUDE – CHALEUR DE V ET DE R (EAU)** | | |
| *Bourrache* *Bouleau* *Epine vinette* *Parietaire* *Sabline* | – Terrain sympathicotonique, hypersur-rénalien. – Calculs uriques surtout. | – Phosphore |
| **VIDE – FROID DE V ET DE R (EAU)** | | |
| *Ache* *Bouleau* *Chardon roland* | – Terrain insuffisant sympathique, hypo-surrénalien. – Calculs phosphatiques, oxaliques sur-tout. | – Phosphore |

| *Plante* | *Observations* | *Oligo-éléments* |
|---|---|---|

## COLOPATHIE
### (colite, mégadolichocolon)

| PLÉNITUDE – CHALEUR DE VB ET DE F (BOIS) | | |
|---|---|---|
| *Achillée*<br>*Anémone pulsat.*<br>*Citron*<br>*Epiaires*<br>*Gattilier*<br>*Grémil*<br>*Lavande*<br>*Marjolaine*<br>*Ortie blanche*<br>*Plantain (allergie)*<br>*Romarin* | – Terrain allergique, hyperthyroïdien, sympathicotonique.<br>– Etiologie plénitude de vésicule.<br>– Associée à dyskinésie, migraine.<br>– Constipation spasmodique.<br>– Diarrhée motrice ou alternance constipation et diarrhée.<br>– Spasmes brutaux, sympathicotonie prédominant à droite.<br>– Contexte de spasmophilie ou d'allergie digestive. | – Manganèse<br>– Soufre<br>– Phosphore<br>– Bismuth |
| **PLÉNITUDE – CHALEUR D'IG ET DE C, DE TR ET DE MC (FEU)** | | |
| *Bourse à pasteur*<br>*Lavande*<br>*Marjolaine*<br>*Mélisse* | – Terrain dystonique, sujet passionné ou nerveux, sympathicotonie majeure, majoration par le stress (examens, permis de conduire...).<br>– Etiologie peu fréquente.<br>– Diarrhée motrice du grêle.<br>– Colopathie et insuffisance vagale des sujets pléthoriques. | – Manganèse-Cobalt<br>– Phosphore<br>– Bismuth |
| **PLÉNITUDE – CHALEUR D'E ET DE Rt (TERRE)** | | |
| *Alchemille*<br>*Genévrier*<br>*Myrtille* | – Voir aussi : diarrhée (même étiologie).<br>– Insuffisance vagale.<br>– Etiologie chinoise chaleur-humidité.<br>– Colopathie de pléthore.<br>– Insuffisance pancréatique.<br>– Constipation.<br>– Douleur colon droit surtout. | – Zinc-Nickel-Cobalt<br>– Phosphore<br>– Bismuth<br>– ± Manganèse-Cobalt |

| Plante | Observations | Oligo-éléments |
|--------|--------------|----------------|
| **VIDE – FROID D'E ET DE Rt (TERRE)** | | |
| *Angélique* *Anis vert* *Aunée* *Badiane* *Basilic* *Belladone* *Carvi* *Coriandre* *Cumin* *Fenouil* *Gentiane* *Gingembre* *Hysope* *Lavande* *Réglisse* *Sarriette* *Térébenthine* *Thym* | – Vagotonie, désadaptation hypophyso-gonadique.<br>– Sujet amorphe.<br>– Surmenage physique, intellectuel.<br>– Sédentarité.<br>– Sensibilité au froid.<br>– Constipation atone ou<br>– Diarrhée de putréfaction. | – Manganèse-Cuivre<br>– Phosphore<br>– Bismuth<br>– Carbone |
| **PLÉNITUDE – CHALEUR DE GI ET DE P (MÉTAL)** | | |
| *Bardane* *Bourrache* *Citron* *Frêne* *Guimauve* *Séné* | – Insuffisant vagal, flegmatique, atteint par la chaleur interne (carie, sinusite, coronaropathie).<br>– Constipation – plénitude.<br>– Colite post-antibiothérapie. | – Manganèse-Cuivre<br>– Manganèse-Cobalt<br>– Phosphore<br>– Bismuth ·<br>– Carbone |
| **VIDE – FROID DE GI ET DE P (MÉTAL)** | | |
| *Aunée* *Belladone* *Cannelle* *Coriandre* *Fucus* *Gentiane* *Girofle* *Hysope* *Jusquiame* *Laminaires* *Origan* *Ortie piquante* *Rhubarbe* *Sarriette* *Thym* | – Sujet apathique, vagotonique, hypos-thénique, méticuleux, obsédé par ses intestins.<br>– Etiologie la plus fréquente des colites chroniques.<br>– Sensibilité au froid.<br>– Mégadolichocolon.<br>– Colite gauche ou<br>– Douleur de tout le colon, prédominant à gauche.<br>– Constipation atone.<br>– Constipation chronique.<br>– Dyschésie rectale.<br>– Constipation des sujets âgés, des maladies chroniques. | – Manganèse-Cuivre<br>– Phosphore<br>– Bismuth<br>– Carbone |

| *Plante* | *Observations* | *Oligo-éléments* |
|---|---|---|

### CONGESTION HÉPATIQUE
**(hépatomégalie, gros foie)**

| PLÉNITUDE – CHALEUR DE VB ET DE F (BOIS) | | |
|---|---|---|
| *Alchemille*<br>*Artichaut*<br>*Boldo*<br>*Citron*<br>*Fumeterre*<br>*Marronnier d'Inde*<br>*Orthosiphon*<br>*Pissenlit*<br>*Radis noir*<br>*Romarin* | – Cholestase yang : hépatite, affections biliaires. | – Manganèse<br>– Soufre<br>– Phosphore |

| VIDE – FROID DE VB ET DE F (BOIS) | | |
|---|---|---|
| *Ache*<br>*Anémone hépat.*<br>*Angélique*<br>*Aunée*<br>*Centaurée*<br>*Chardon marie*<br>   *(foie card.,*<br>   *hépato-spléno-*<br>   *infect., hépatite*<br>   *toxiq.)*<br>*Chou*<br>*Citron*<br>*Cyprès*<br>*Douce amère*<br>*Epine vinette*<br>*Eupatoire d'Avic.*<br>*Germandrée*<br>*Houblon*<br>*Kinkeliba (fièvre*<br>   *bil. hématu-*<br>   *rique)*<br>*Marronnier d'Inde*<br>*Menthe*<br>*Millepertuis*<br>*Mouron rouge*<br>   *(foie card.)* | – Atteinte immunitaire et infectieuse du foie (froid et chaud).<br>– Hépatite toxique.<br>– Foie cardiaque. | – Manganèse-<br>  Cuivre<br>– Soufre<br>– Cuivre<br>– ± Cuivre-Or-<br>  Argent |

| Plante | Observations | Oligo-éléments |
|---|---|---|
| **VIDE – FROID DE VB ET DE F (BOIS) (suite)** | | |
| *Petite centaurée*<br>*Romarin*<br>*Sauge*<br>*Souci* | | |
| **VIDE – FROID D'IG ET DE C (FEU IMPÉRIAL)** | | |
| *Chardon marie* | – Gros foie cardiaque par insuffisance cardiaque droite. | – Phosphore<br>– Lithium<br>– Magnésium<br>– Potassium<br>– Manganèse-Cuivre |
| **PLÉNITUDE – CHALEUR D'E ET DE Rt (TERRE)** | | |
| *Aigremoine*<br>*Artichaut*<br>*Bardane*<br>*Fumeterre*<br>*Olivier* | – Encombrement du carrefour duodéno-pancréatique.<br>– Dyskinésie biliaire.<br>– Lithiase biliaire.<br>– Insuffisance pancréatique.<br>– Pancréatite. | – Zinc-Nickel-Cobalt<br>– Soufre<br>– Magnésium et<br>– Phosphore<br>– ± Manganèse-Cuivre |
| **VIDE – FROID D'E ET DE Rt (TERRE)** | | |
| *Centaurée*<br>*Millepertuis*<br>*Mouron rouge*<br>*Pensée sauvage*<br>*Souci* | – Cadre général des hépatosplénomégalies (froid et chaud de rate et foie) par réactions immunitaires. | – Cuivre<br>– Manganèse-Cuivre |

## CONJONCTIVITE
### (blépharite, ± allergique, infectieuse)

| Plante | Observations | Oligo-éléments |
|---|---|---|
| **PLÉNITUDE – CHALEUR DE VB ET DE F (BOIS)** | | |
| *Chélidoine*<br>*Euphraise (blép. conj.)*<br>*Mélilot (blép. conj.)*<br>*Plantain (allergie)*<br>*Vigne rouge* | – Terrain allergique – arthritique.<br>– Conjonctivite virale, allergique, herpétique. | – Manganèse<br>– Soufre<br>– Magnésium<br>– ± Cuivre |

| Plante | Observations | Oligo-éléments |
|---|---|---|
| **VIDE – FROID D'E ET DE Rt (TERRE)** | | |
| ***Camomille (blé-phar.)*** <br> ***Plantain*** | – Terrain désadapté ou hyposthénique. <br> – Conjonctivite par froid ou froid-humi-dité. | – Manganèse-Cuivre <br> – Zinc-Cuivre <br> – Magnésium <br> – ± Cuivre |
| **PLÉNITUDE – CHALEUR DE VB ET DE F (BOIS)** | | |
| ***Plantain*** | – Terrain allergique aigu. | – Cuivre ou <br> – Manganèse et Soufre |
| **VIDE – FROID DE VB ET DE F (BOIS)** | | |
| ***Plantain*** | – Terrain infectieux chronique. | – Cuivre ou <br> – Manganèse et Soufre |

## CONSTIPATION

| Plante | Observations | Oligo-éléments |
|---|---|---|
| **PLÉNITUDE – CHALEUR DE VB ET DE F (BOIS)** | | |
| ***Artichaut*** <br> ***Boldo*** <br> ***Chélidoine*** <br> ***Epine vinette*** <br> ***Fumeterre*** <br> ***Hydrastis*** <br> ***Kinkeliba*** <br> ***Pensée sauvage*** <br> ***Pissenlit*** <br> ***Radis noir*** | – Terrain arthritique, sympathicoto-nique, hyperthyroïdien, hépatique. <br> – Etiologie plénitude de vésicule. <br> – Dyskinésie biliaire, céphalées asso-ciées. <br> – Constipation classique des affections biliaires, des ulcères de l'estomac. <br> – Constipation spasmodique. | – Manganèse <br> – Soufre <br> – Phosphore |
| **VIDE – FROID DE VB ET DE F (BOIS)** | | |
| ***Epine vinette*** <br> ***Eupatoire*** | – Sujet yin, pâle, nerveux. <br> – Insuffisance des sécrétions biliaires. | – Manganèse <br> – Soufre <br> – Phosphore |
| **PLÉNITUDE – CHALEUR D'IG ET DE C, DE TR ET DE MC (FEU)** | | |
| ***Frêne*** <br> ***Guimauve*** | – Diathèse neuro-arthritique. <br> – Pléthore, encombrement, sédentarité. <br> – Installation à l'âge mûr. | – Manganèse-Cobalt <br> – Phosphore |

| Plante | Observations | Oligo-éléments |
|---|---|---|
| **VIDE – FROID D'IG ET DE C, DE TR ET DE MC (FEU)** | | |
| *Chardon marie*<br>*Eglantier*<br>*Epine vinette* | – Sujet sentimental.<br>– Main FEU.<br>– Insuffisance sympathique.<br>– Constipation atone.<br>– Certaines formes de RCH avec constipation (voir aussi diarrhées). | – Cuivre-Or-<br>  Argent<br>– Magnésium<br>– Manganèse-<br>  Cuivre |
| **PLÉNITUDE – CHALEUR D'E ET DE Rt (TERRE)** | | |
| *Bardane*<br>*Douce amère*<br>*Frêne*<br>*Fumeterre*<br>*Guimauve*<br>*Lampsane* | – Sanguin, insuffisant vagal.<br>– Sujet diabétique ou prédiabétique.<br>– Constipation par compression des glaires (chaleur-humidité), insuffisance pancréatique.<br>– Constipation des obèses, des pléthoriques.<br>– Sédentarité. | – Zinc-Nickel-<br>  Cobalt<br>– Manganèse-<br>  Cobalt<br>– Phosphore<br>– Magnésium |
| **VIDE – FROID D'E ET Rt (TERRE)** | | |
| *Epine vinette*<br>*Eupatoire*<br>*Fenouil*<br>*Fucus*<br>*Laminaires*<br>*Lierre grimpant*<br>*Mauve*<br>*Ményanthe*<br>*Patience*<br>*Plantain*<br>*Réglisse*<br>*Térébenthine* | – Vagotonie.<br>– Sujet amorphe.<br>– Obésité ou maigreur.<br>– Relâchement de la sangle abdominale.<br>– Frilosité.<br>– Mégacolon des hypothyroïdiens.<br>– Constipation atone. | – Manganèse-<br>  Cuivre<br>– Phosphore |
| **PLÉNITUDE – CHALEUR DE GI ET DE P (MÉTAL)** | | |
| *Bardane*<br>*Frêne*<br>*Guimauve*<br>*Séné* | – Sujet flegmatique ou sanguin.<br>– Insuffisance vagale.<br>– Constipation par chaleur de GI.<br>– Constipation des ulcères du bulbe duodénal. | – Manganèse-<br>  Cuivre<br>– Manganèse-<br>  Cobalt<br>– Phosphore |

| Plante | Observations | Oligo-éléments |
|---|---|---|
| **VIDE – FROID DE GI ET DE P (MÉTAL)** | | |
| *Bryone*<br>*Capucine*<br>*Fenouil*<br>*Lierre grimpant*<br>*Mauve*<br>*Patience*<br>*Pensée sauvage*<br>*Plantain*<br>*Rhubarbe*<br>*Térébenthine* | – Sujet apathique, vagotonique.<br>– Constipation spasmodique.<br>– Sensibilité au froid.<br>– Mégacolon des hypothyroïdiens.<br>– Mégacolon des toxicomanes (héroïne).<br>– Constipation atone.<br>– Certaines formes de RCH avec constipation (voir aussi diarrhées). | – Manganèse-<br>Cuivre<br>– ± Cuivre-Or-<br>Argent<br>– Phosphore |
| **PLÉNITUDE – CHALEUR DE V ET DE R (EAU)** | | |
| *Epine vinette*<br>*Frêne*<br>*Guimauve*<br>*Séné*<br>*Sureau (baies)* | – Sympathicotonie.<br>– Hypersurrénalisme.<br>– Constipation par chaleur du réchauffeur inférieur.<br>– Constipation spasmodique. | – Manganèse-<br>Cobalt |
| **VIDE – FROID DE V ET DE R (EAU)** | | |
| *Cerisier*<br>*Eglantier*<br>*Fenouil*<br>*Framboisier*<br>*Garance*<br>*Rose pâle*<br>*Térébenthine* | – Sujet sentimental, frileux, insuffisant sympathique, insuffisant surrénalien.<br>– Constipation par sécheresse de froid du rein et assèchement des liquides : constipation constitutionnelle.<br>– Constipation des hypocorticismes.<br>– Constipation atone. | – Cuivre-Or-<br>Argent<br>– Magnésium |

## CONTUSIONS

| | | |
|---|---|---|
| **PLÉNITUDE – CHALEUR DE VB ET DE F (BOIS)** | | |
| *Angélique* | – Terrain sympathicotonique, insuffisant veineux. | – Cobalt<br>– Manganèse |
| **PLÉNITUDE – CHALEUR D'E ET DE Rt (TERRE)** | | |
| *Aigremoine*<br>*Arnica*<br>*Parietaire*<br>*Verveine* | – Terrain insuffisant vagal.<br>– Plénitude capillaire, thermophobie = plénitude du grand Lo de rate. | – Cobalt<br>– Zinc-Nickel-<br>Cobalt |
| **VIDE – FROID D'E ET DE Rt (TERRE)** | | |
| *Angélique*<br>*Souci*<br>*Verveine* | – Terrain vagotonique.<br>– Vide capillaire, frilosité = vide du grand Lo de rate. | – Cobalt<br>– Manganèse-<br>Cuivre |

| Plante | Observations | Oligo-éléments |
|---|---|---|
| **VIDE – FROID DE GI ET DE P (MÉTAL)** | | |
| *Angélique* | – Terrain vagotonique.<br>– Frilosité, maigreur, peau marbrée. | – Cobalt<br>– Manganèse-<br>   Cuivre |

## CONVULSIONS

| | | |
|---|---|---|
| **PLÉNITUDE – CHALEUR DE VB ET DE F (BOIS)** | | |
| *Gui*<br>*Nénuphar*<br>*Tilleul*<br>*Valériane* | – Neurotonie, hyperexcitabilité, (terrain tétanique, épileptique).<br>– Convulsions par maladies chaudes du foie. | – Manganèse<br>– Iode<br>– Soufre<br>– Magnésium<br>– Phosphore |
| **PLÉNITUDE – CHALEUR D'IG ET DE C, DE TR ET DE MC (FEU)** | | |
| *Achillée*<br>*Melisse*<br>*Nénuphar*<br>*Tilleul*<br>*Valériane* | – Hypertonie cérébrale.<br>– Hyperpituitarisme.<br>– Hyperthermie. | – Manganèse-<br>   Cobalt |
| **VIDE – FROID D'E ET DE Rt (TERRE)** | | |
| *Camomille*<br>*Coriandre (vaccin)* | – Convulsions par hypotonie cérébrale = Ni.<br>– Complications ou séquelles des vaccinations = H.I.C. bénignes (Jue Ni). | – Zinc-Cuivre<br>– Aluminium |
| **VIDE – FROID DE GI ET DE P (MÉTAL)** | | |
| *Coriandre (vaccin)* | – Convulsions par hypotonie cérébrale = Ni.<br>– Complications ou séquelles des vaccinations. | – Manganèse-<br>   Cuivre<br>– Aluminium |
| **PLÉNITUDE – CHALEUR DE V ET DE R (EAU)** | | |
| *Bourrache*<br>*Bourse à pasteur*<br>*Mélisse*<br>*Valériane* | – Hypersurrénalisme.<br>– Hypertonie cérébrale.<br>– Amines biogènes en excès.<br>– Hyperthermie. | – Manganèse-<br>   Cobalt |

| *Plante* | *Observations* | *Oligo-éléments* |
|---|---|---|

## COQUELUCHE

| **FROID ET CHAUD DE VB ET DE F (BOIS)** | | |
|---|---|---|
| *Anémone pulsatille*<br>*Ballote fétide*<br>*Gui*<br>*Lierre grimpant*<br>   *(cholérétique)*<br>*Millepertuis* | – Sujet hépatique nerveux.<br>– La coqueluche est une maladie mixte BOIS-TERRE. Ne pas oublier de drainer le foie. Choisir ces plantes en priorité associées à celles de la TERRE. | – Cuivre |
| **VIDE – FROID D'E ET DE Rt (TERRE)** | | |
| *Arnica+++*<br>*Cannelle*<br>*Chardon béni*<br>*Cyprès+++*<br>*Douce amère+++*<br>*Hysope*<br>*Lavande*<br>*Lierre grimpant*<br>*Origan+++*<br>*Térébenthine*<br>*Thym* | – Enfant amorphe, mou, potelé, qui aime les sucreries. | – Cuivre<br>– Manganèse-<br>   Cuivre (dans<br>   les suites)<br>– ± Cu-Or-Ag |
| **VIDE – FROID DE GI ET DE P (MÉTAL)** | | |
| *Bryone*<br>*Coquelicot*<br>*Douce amère*<br>*Drosera*<br>*Lierre grimpant*<br>*Niaouli*<br>*Origan*<br>*Romarin*<br>*Térébenthine*<br>*Thym* | – Enfant maigre, anorexique, lymphatique, grognon. | – Cuivre<br>– Manganèse-<br>   Cuivre (dans<br>   les suites)<br>– ± Cu-Or-Ag |

## COUPEROSE

| **PLÉNITUDE – CHALEUR D'IG ET DE C, DE TR ET DE MC (FEU)** | | |
|---|---|---|
| *Reine des prés*<br>*Vigne rouge* | – Evolution diathésique en neuro-arthritisme et dystonie. | – Manganèse-<br>Cobalt |

| *Plante* | *Observations* | *Oligo-éléments* |
|----------|----------------|------------------|

## CRAMPES

| PLÉNITUDE – CHALEUR DE VB ET DÈ F (BOIS) | | |
|---|---|---|
| *Cimicifuga*<br>*Ellebore blanc*<br>*Houx* | – Hyperexcitabilité musculaire<br>– Hyperthyroïdie<br>– Terrain spasmophile | – Manganèse<br>– Iode<br>– Soufre<br>– Magnésium<br>– Phosphore |
| VIDE – FROID D'E ET DE Rt (TERRE) | | |
| *Fenugrec* | – Dénutrition<br>– Névrites | – Manganèse-<br>  Cuivre<br>– Magnésium<br>– Phosphore<br>– Fluor |
| VIDE – FROID DE GI ET DE P (MÉTAL) | | |
| *Fénugrec* | – Dénutrition<br>– Névrites | – Manganèse-<br>  Cuivre<br>– Magnésium<br>– Phosphore<br>– Fluor |

## CYSTITES À URINES CLAIRES
### (pollakiurie essentielle)

| PLÉNITUDE – CHALEUR DE VB ET DE F (BOIS) | | |
|---|---|---|
| *Fragon*<br>*Hamamelis*<br>*Hydrastis*<br>*Marron d'Inde*<br>*Mauve pour-*<br>*  prée*+++<br>*Nénuphar*+++<br>*Ortie blanche* | – Terrain sympathicotonique, hyperthy-<br>  roïdien.<br>– Cystite inflammatoire, neurotonique,<br>  congestive. | – Manganèse<br>– Soufre |
| PLÉNITUDE – CHALEUR DE TR ET DE MC (FEU MINISTRE) | | |
| *Bourrache*<br>*Hamamelis*<br>*Hydrastis*<br>*Mauve pour-*<br>*  prée*+++<br>*Nénuphar*+++<br>*Orthosiphon* | – Terrain dystonique.<br>– Même contexte. | – Manganèse-<br>  Cobalt<br>– Soufre |

| *Plante* | *Observations* | *Oligo-éléments* |
|----------|----------------|------------------|

## DARTRES

**VIDE – FROID DE VB ET DE F (BOIS)**

| *Angélique* *Aunée* *Houblon* *Patience* *Pensée sauvage* | – Insuffisance sympathique et hépatisme profond : froid et chaud de foie. | – Cuivre – Soufre – Manganèse |
|---|---|---|

**VIDE – FROID D'E ET DE Rt (TERRE)**

| *Houblon* *Ményanthe* *Patience* | – Désadaptation, retard de croissance, obésité prépubertaire : froid et chaud de rate. | – Zinc-Cuivre – Soufre |
|---|---|---|

**VIDE – FROID DE GI ET DE P (MÉTAL)**

| *Ményanthe* *Orme* *Patience* *Pensée sauvage* | – Vagotonie et hyposthénie : froid et chaud de poumon. | – Manganèse-Cuivre – Soufre |
|---|---|---|

## DÉGÉNÉRESCENCE MÉDULLAIRE

**VIDE – FROID DE VB ET DE F (BOIS)**

| *Anémone hépat.* *Ginseng* *Levure de bière* *Romarin* | – Dégénérescence médullaire, évolution d'une atteinte du foie. | – Manganèse – Magnésium – Phosphore – Cuivre-Or-Argent |
|---|---|---|

**VIDE – FROID D'E ET DE Rt (TERRE)**

| *Colchique* *Levure de bière* *Millepertuis* | – Dégénérescence médullaire, syndrome neuro-anémique. – Syringomyélie. – Pathologie d'origine splénique (SRE) et gastrique (facteur intrinsèque). | – Zinc-Cuivre – Manganèse-Cuivre – Cuivre-Or-Argent |
|---|---|---|

**VIDE – FROID DE GI ET DE P (MÉTAL)**

| *Levure de bière* *Millepertuis* | – Dégénérescence médullaire, évolution d'une atteinte lymphatique (hémopathie...). | – Manganèse-Cuivre – Cuivre-Or-Argent |
|---|---|---|

| Plante | Observations | Oligo-éléments |
|---|---|---|
| **VIDE – FROID DE V ET DE R (EAU)** | | |
| *Levure de bière* | – Syndrome neuro-anémique, dégénérescence médullaire par insuffisance du Qi des reins et des moëlles. | – Cuivre-Or-Argent<br>– Mang.-Cuivre-Cobalt |

### DERMATOSES, ECZEMAS, PSORIASIS
#### (croûte de lait, séborrhée)

| | | |
|---|---|---|
| **PLÉNITUDE – CHALEUR DE VB ET DE F (BOIS)** | | |
| *Anémone puls.*<br>*Boldo*<br>*Cerisier*<br>*Champignon de couche*<br>*Douce amère*<br>*Laurier*<br>*Lavande*<br>*Marjolaine*<br>*Noisetier*<br>*Oranger amer*<br>*Ortie*<br>*Pensée sauv.*<br>*Pissenlit*<br>*Plantain*<br>*Radis noir*<br>*Verge d'or* | – Terrain allergique.<br>– Eczéma de contact.<br>– Photosensibilité.<br>– Eczéma et dermatose allergiques aux médicaments et au maquillage.<br>– Hypersensibilité aux piqûres d'insectes.<br>– Urticaires.<br>– Prurits.<br>– Pitiriasis de Gibert.<br>– (Nué chaud de Shao Yang et Jue Yin). | – Manganèse<br>– Soufre<br>– Phosphore<br>– Cobalt |
| **VIDE – FROID DE VB ET DE F (BOIS)** | | |
| *Douce amère*<br>*Houblon*<br>*Lavande* | – Terrain anergique, insuffisant sympathique.<br>– Psoriasis du cuir chevelu.<br>– Lichen chronique.<br>– Syphilides psoriasiformes.<br>– Dartres.<br>– Dermatoses des atteintes hépatiques profondes.<br>– Vitiligo.<br>– Froid et chaud cutané (Nué froid). | – Cuivre-Or-Argent<br>– Manganèse<br>– Soufre |

| Plante | Observations | Oligo-éléments |
|---|---|---|
| **PLÉNITUDE – CHALEUR D'IG ET DE C (FEU IMPÉRIAL)** | | |
| *Bouleau*<br>*Bourrache*<br>*Douce amère*<br>*Orthosiphon* | – Terrain neuro-arthritique ou dysto-nique.<br>– Erysipèle.<br>– Psoriasis intermittent à poussée scar-latiniforme.<br>– Dermatoses par « chaleur perverse ». | – Manganèse-Cobalt<br>– Iode<br>– Soufre<br>– Prêle (en gélules) |
| **PLÉNITUDE – CHALEUR DE TR ET DE MC (FEU MINISTÉRIEL)** | | |
| *Anémone puls.*<br>*Boldo*<br>*Plantain* | – Terrain dystonique.<br>– Eczéma symétrique.<br>– Eczéma des paumes et des plantes.<br>– Œdème de Quincke.<br>– Maladie de Dühring-Brock.<br>– Lichen-plans. | – Manganèse-Cobalt<br>– Iode<br>– Soufre<br>– Phosphore |
| **PLÉNITUDE – CHALEUR D'E ET DE Rt (TERRE)** | | |
| *Bardane*<br>*Douce amère*<br>*Fumeterre*<br>*Genévrier*<br>*Levure de bière* | – Terrain goutteux, diabétique, sanguin, hypertendu. | – Zinc-Nickel-Cobalt<br>– Manganèse-Cobalt<br>– Soufre<br>– ± Manganèse-Cuivre |
| **VIDE – FROID D'E ET DE Rt (TERRE)** | | |
| *Chêne*<br>*Fucus*<br>*Géranium*<br>*Houblon*<br>*Hysope*<br>*Laminaires*<br>*Levure de bière*<br>*Mauve*<br>*Noyer*<br>*Petite centaurée*<br>*Sauge*<br>*Souci* | – Terrain tuberculinique, lymphatique, hyposthénique, de sensibilité cutanée = terrain atopique.<br>– Eczémas et psoriasis constitutionnels.<br>– Psoriasis en goutte.<br>– Eczéma post-vaccinal.<br>– Séborrhée.<br>– Dermatoses séborrhéiques.<br>– Collagénoses : lupus, dermatomyosite, sclérodermie.<br>– Eczémas des malabsorptions.<br>– Erythème noueux.<br>– Sarcoïdoses cutanées.<br>– Tuberculoses cutanées.<br>– Rhumatisme psoriasique (tigre blanc).<br>– Froid et chaud cutané (Nué froid). | – Manganèse-Cuivre<br>– Soufre<br>– Phosphore<br>– ± Cuivre-Or-Argent<br>ou<br>Zinc-Cuivre |

| Plante | Observations | Oligo-éléments |
|---|---|---|
| **PLÉNITUDE – CHALEUR DE GI ET DE P (MÉTAL)** | | |
| *Bardane* *Bourrache* *Douce amère* *Levure de bière* | – Terrain goutteux, diabétique, sanguin, hypertendu. | – Manganèse-Cobalt – Soufre – Manganèse-Cuivre |
| **VIDE – FROID DE GI ET DE P (MÉTAL)** | | |
| *Aunée (externe)* *Capucine (séborrhée)* *Centaurée* *Chêne (humides)* *Douce amère* *Hysope* *Laminaires* *Levure de bière* *Ményanthe* *Myrte* *Noyer* *Orme (secs et kératin.)* *Ortie piquante* *Patience* *Pensée sauvage (kérat. ou suint., croûte de lait)* *Pissenlit* *Salsepareille (secs)* *Sassafras* *Sauge* *Thym* | – Terrain tuberculinique, lymphatique, hyposthénique, de sensibilité cutanée = terrain atopique. – Eczémas et psoriasis constitutionnels. – Psoriasis en goutte. – Eczéma post-vaccinal. – Séborrhée. – Dermatoses séborrhéiques. – Collagénoses : lupus, dermatomyosite, sclérodermie – Eczéma des malabsorptions. – Erythème noueux. – Sarcoïdoses cutanées. – Tuberculoses cutanées. – Rhumatisme psoriasique (tigre blanc). – Froid et chaud cutané (Nué froid). | – Manganèse-Cuivre – Soufre – Phosphore – ± Cuivre-Or-Argent ou Zinc-Cuivre |
| **PLÉNITUDE – CHALEUR DE V ET DE R (EAU)** | | |
| *Bouleau (écorce)* *Bourrache* *Livèche* *Pissenlit* | | – Manganèse-Cobalt – Soufre – Prêle (en gélules) |

| Plante | Observations | Oligo-éléments |
|---|---|---|
| **VIDE – FROID DE V ET DE R (EAU)** | | |
| **Bouleau (bourgeons)**<br>**Fucus**<br>**Hysope** .<br>**Laminaires**<br>**Levure de bière**<br>**Livèche**<br>**Mouron rouge**<br>**(mycoses)**<br>**Myrte**<br>**Noyer**<br>**Salsepareille**<br>**Sassafras**<br>**Sureau noir**<br>**Thym**<br>**Verge d'or** | – Terrain anergique, insuffisant sympathique, hyposurrénalien.<br>– Séborrhée.<br>– Eczéma et rhumatisme des régions séborrhéiques.<br>– Dermatoses des RCH.<br>– Dermatoses des collagénoses.<br>– Acné nécrotique.<br>– Eczéma post-vaccinal.<br>– Rhumatisme psoriasique.<br>– Froid et chaud cutané du Tai Yang et du Shao Yin (Nué froid). | – Cuivre-Or-Argent<br>– ± Zinc-Cuivre<br>ou<br>Manganèse-Cuivre<br>– Soufre<br>– Galeopsis (en gélules) |

### DÉSADAPTATION HYPOPHYSO-GONADIQUE
**(retard de croissance, retard de puberté, retard psycho-moteur)**

| Plante | Observations | Oligo-éléments |
|---|---|---|
| **VIDE – FROID D'E ET DE Rt (TERRE)** | | |
| **Armoise**<br>**Aunée**<br>**Crithme maritime**<br>**Fucus**<br>**Gentiane**<br>**Laminaires**<br>**Lavande**<br>**Lierre grimpant**<br>**Levure de bière**<br>**Noyer**<br>**Plantain**<br>**Réglisse**<br>**Sauge**<br>**Souci** | – Sujet TERRE, amorphe, bréviligne, obésité prépubertaire, puberté en retard, retard du développement corporel, retard intellectuel, anergie post-vaccinale, post-fièvre éruptive chez l'adulte, épuisement, suite de surmenage, longue maladie, anergie. | – Zinc-Cuivre<br>– Aluminium<br>– Lithium<br>– Magnésium |

| Plante | Observations | Oligo-éléments |
|---|---|---|
| **VIDE – FROID DE GI ET DE P (MÉTAL)** | | |
| *Armoise*<br>*Aunée*<br>*Fucus*<br>*Gentiane*<br>*Laminaires*<br>*Levure de bière*<br>*Noyer*<br>*Plantain*<br>*Sarriette*<br>*Sauge* | – Sujet MÉTAL, apathique, longiligne, scoliose, anorexie, anergie post-vaccinale ou post-fièvre éruptive. | – Manganèse-Cuivre<br>– Zinc<br>– Aluminium<br>– Lithium<br>– Magnésium<br>– Fluor |

## DIABÈTE

| Plante | Observations | Oligo-éléments |
|---|---|---|
| **PLÉNITUDE – CHALEUR DE VB ET DE F (BOIS)** | | |
| *Alchemille*<br>*Artichaut*<br>*Citron*<br>*Ortie piquante* | – Diabète gras par consumation réchauffeur moyen avec facteurs hépatiques dominants. | – Manganèse-Cobalt<br>– Zinc-Nickel-Cobalt |
| **PLÉNITUDE – CHALEUR D'E ET DE Rt (TERRE)** | | |
| *Aigremoine*<br>*Alchemille*<br>*Bardane*<br>*Citron*<br>*Eucalyptus*<br>*Galega*<br>*Genévrier*<br>*Lampsane*<br>*Levure de bière*<br>*Maïs*<br>*Murier noir*<br>*Murier sauvage*<br>*Myrtille*<br>*Olivier*<br>*Prêle* | – Cas le plus habituel : diabète gras par consumation du réchauffeur moyen – échauffement de rate-pancréas (Pi Dan) ; signe majeur : polyphagie.<br>– Antécédents familiaux d'obésité ; gros bébé à la naissance.<br>– Sujet de constipation TERRE, prédiabétique.<br>– Evolution et complication de l'obésité.<br>– Sujet pléthorique, hypertendu.<br>– Association fréquente avec hernie hiatale, coronaropathie, insuffisance circulatoire carotidienne. | – Manganèse-Cobalt<br>– Zinc-Nickel-Cobalt<br>– Nickel-Cobalt |

| Plante | Observations | Oligo-éléments |
|---|---|---|
| **VIDE – FROID D'E ET DE Rt (TERRE)** | | |
| *Bistorte*<br>*Fénugrec*<br>*Géranium*<br>*Levure de bière*<br>*Myrtille*<br>*Noyer*<br>*Prêle*<br>*Quinquina* | – Diabète gras par consumation du réchauffeur moyen évoluant vers le diabète insulino-dépendant, ou<br>– Sujet en désadaptation évoluant vers la désadaptation hypophyso-gonadique.<br>– Diabète maigre, cachectique.<br>– Syndrome de Zollinger-Ellison. | – Zinc-Nickel-Cobalt<br>– Cuivre-Or-Argent |
| **PLÉNITUDE – CHALEUR DE GI ET DE P (MÉTAL)** | | |
| *Aigremoine*<br>*Eucalyptus+++*<br>*Levure de bière*<br>*Olivier*<br>*Pervenche* | – Diabète gras par consumation du réchauffeur supérieur ; signe majeur : polydypsie.<br>– Sujet d'origine diathésique hyposthénique.<br>– Main longue, MÉTAL.<br>– Corpulence raisonnable ou longiligne.<br>– Hypertension, coronaropathie, colite gauche fréquemment retrouvée. | – Zinc-Nickel-Cobalt<br>– Manganèse-Cobalt<br>– ± Manganèse-Cuivre |
| **VIDE – FROID DE GI ET DE P (MÉTAL)** | | |
| *Avoine*<br>*Bistorte*<br>*Fénugrec*<br>*Levure de bière*<br>*Noyer*<br>*Prêle* | – Diabète gras par consumation du réchauffeur supérieur évoluant vers diabète insulino-dépendant.<br>– Diabète maigre d'emblée.<br>– Sujet scoliotique, déminéralisé. | – Manganèse-Cuivre<br>– Cuivre-Or-Argent<br>– Zinc-Nickel-Cobalt<br>– Nickel-Cobalt |
| **PLÉNITUDE – CHALEUR DE V ET DE R (EAU)** | | |
| *Genévrier*<br>*Lespedeza*<br>*Levure de bière*<br>*Maïs*<br>*Myrtille* | – Diabète gras par consumation du réchauffeur inférieur ; signe majeur : polyurie.<br>– Etiologie feu de Ming Men. | – Manganèse-Cobalt<br>– Zinc-Nickel-Cobalt<br>– Cobalt |

| Plante | Observations | Oligo-éléments |
|---|---|---|
| **VIDE – FROID DE V ET DE R (EAU)** | | |
| *Eleutérocoque*<br>*Fénugrec*<br>*Géranium*<br>*Ginseng*<br>*Levure de bière*<br>*Noyer*<br>*Prêle*<br>*Quinquina* | – Diabète gras par consumation du réchauffeur inférieur évolué en diabète insulino-dépendant.<br>– Diabète maigre par stress : grande peur (bombardement, accident), perte subite d'un être cher.<br>– Epuisement du Qi du rein : lombalgies, impuissance, abolition des achilléens, neuropathie sensitive ou motrice des membres inférieurs du territoire rein-vessie. | – Cuivre-Or-Argent<br>– Nickel-Cobalt |

## DIARRHÉES
### (voir aussi infections intestinales)

| Plante | Observations | Oligo-éléments |
|---|---|---|
| **PLÉNITUDE – CHALEUR DE VB ET DE F (BOIS)** | | |
| *Achillée*<br>*Alchemille*<br>*Cyprès*<br>*Grémil*<br>*Mélilot*<br>*Nénuphar* | – Sujet sympathicotonique, hyperthyroïdien, allergique ou arthritique.<br>– Diarrhée motrice spasmodique.<br>ou<br>– Diarrhée consécutive à chasse biliaire sur dyskinésie. | – Manganèse<br>– Soufre<br>– Phosphore<br>– Cobalt |
| **PLÉNITUDE – CHALEUR D'IG ET DE C, DE TR ET DE MC (FEU)** | | |
| *Aubépine*<br>*Lavande*<br>*Marjolaine*<br>*Mélilot*<br>*Mélisse*<br>*Oranger amer*<br>*Rauwolfia* | – Diathèse dystonique.<br>– Diarrhée par chaleur d'IG.<br>– Aiguë, brutale.<br>– Infections intestinales (voir ce terme) aux moules, antibiotiques, digitaline, stress.<br>– Diarrhée de pléthore, insuffisance vagale (chaleur ou chaleur-humidité). | – Manganèse-Cobalt<br>– Phosphore et<br>– Cobalt<br>– ± Cuivre |
| **VIDE – FROID D'IG ET DE C, DE TR ET DE MC (FEU)** | | |
| *Citron (typhoïde)*<br>*Gentiane*<br>*Lavande* | – Diarrhée liquide aqueuse.<br>– Augmente avec le froid.<br>– Typhoïde (voir infections intestinales). | – Cuivre-Or-Argent |
| **PLÉNITUDE – CHALEUR D'E ET DE Rt (TERRE)** | | |
| *Aigremoine*<br>*Alchemille*<br>*Arnica*<br>*Reine des prés*<br>*(mycose)* | – Insuffisance pancréatique.<br>– Diarrhée des indigestions.<br>– Intoxication à la colchicine. | – Zinc-Nickel-Cobalt<br>– Manganèse-Cobalt<br>– Cobalt |

| Plante | Observations | Oligo-éléments |
|---|---|---|
| **VIDE – FROID D'E ET DE Rt (TERRE)** | | |
| *Angélique*<br>*Aunée*<br>*Bistorte*<br>*Camomille*<br>*Cannelle*<br>*Citron*<br>*Chardon béni*<br>*Chêne*<br>*Fucus*<br>*Gentiane*<br>*Géranium rosat*<br>*Gingembre*<br>*Houblon*<br>*Hysope*<br>*Laminaires*<br>*Mauve*<br>*Millepertuis*<br>*Noyer*<br>*Plantain*<br>*Réglisse*<br>*Sarriette*<br>*Sauge*<br>*Sénéçon*<br>*Thym*<br>*Vergerette de can.* | – Désadaptation hypophyso-gonadique, terrain vagotonique, hypothyroïdien.<br>– Diarrhées des atteintes chroniques du grêle et de colon.<br>– Colites ulcéreuses (colon droit surtout).<br>– Tuberculose iléo-coecale.<br>– Maldigestion et malabsorption.<br>– Stéatorrhée.<br>– Diarrhée de l'anémie de Biermer.<br>– Maladie de Crohn à localisation iléo-coecale (voir aussi constipation). | – Manganèse-Cuivre<br>– Phosphore et<br>– Magnésium<br>– Bismuth |
| **PLÉNITUDE – CHALEUR DE GI ET DE P (MÉTAL)** | | |
| *Aigremoine*<br>*(mycose → lavement)*<br>*Alchemille*<br>*Eucalyptus*<br>*Guimauve*<br>*Nénuphar*<br>*Niaouli*<br>*Opium*<br>*Pervenche* | – Diverticulose<br>– Sigmoïdite | – Manganèse-Cuivre<br>– Manganèse-Cobalt<br>– Bismuth |

| Plante | Observations | Oligo-éléments |
|---|---|---|
| **VIDE – FROID DE GI ET DE P (MÉTAL)** | | |
| *Bistorte*<br>*Bryone*<br>*Cajeput*<br>*Chardon béni*<br>*Chêne*<br>*Eucalyptus*<br>*Gentiane*<br>*Gingembre*<br>*Girofle*<br>*Mauve*<br>*Millepertuis*<br>*Niaouli*<br>*Noyer*<br>*Origan*<br>*Orme*<br>*Ortie piquante*<br>*Plantain*<br>*Sarriette*<br>*Sénéçon*<br>*Thym* | – Sujet vagotonique, hypothyroïdien.<br>– Frileux.<br>– Diarrhée chronique idiopathique.<br>– Maladie de Crohn.<br>– Recto-colite hémorragique (voir aussi constipation).<br>– Polypose recto-colique.<br>– Tumeurs villeuses du recto-sigmoïde.<br>– Dysenterie. | – Manganèse-Cuivre<br>– Cuivre-Or-Argent<br>– Bismuth |
| **PLÉNITUDE – CHALEUR DE V ET DE R (EAU)** | | |
| *Bourse à pasteur*<br>*Busserole (coli,*<br>    *entéro)*<br>*Lavande*<br>*Mélilot*<br>*Mélisse*<br>*Rauwolfia*<br>*Reine des prés*<br>*Sureau noir*<br>*Verge d'or* | – Sympathicotonie, hypesurrénalisme.<br>– Diarrhée spasmodique parallèle à celle de plénitude de C et IG. | – Manganèse-Cobalt<br>– Cobalt |

| Plante | Observations | Oligo-éléments |
|---|---|---|
| **VIDE – FROID DE V ET DE R (EAU)** | | |
| *Busserole (coli, entéro)* <br> *Cassis (ext.)* <br> *Cajeput* <br> *Eglantier* <br> *Framboisier* <br> *Géranium* <br> *Girofle* <br> *Niaouli* <br> *Noyer* <br> *Ortie piquante* <br> *Plantain* <br> *Santal* <br> *Sarriette* <br> *Sureau noir* <br> *Verge d'or* <br> *Vergerette du can.* | – Sujet anergique, insuffisant surréna- lien. <br> – Atteinte chronique du colon prédo- minant à la partie terminale et au rectum. <br> – Maladie de Crohn. <br> – Recto-colite hémorragique. <br> – Tumeurs villeuses du recto-sigmoïde. | – Cuivre-Or- Argent <br> – Bismuth <br> – Magnésium <br> – ± Manganèse- Cobalt |

## DYSKINÉSIE BILIAIRE

| | | |
|---|---|---|
| **PLÉNITUDE – CHALEUR DE VB ET DE F (BOIS)** | | |
| *Achillée* <br> *Alchemille* <br> *Anémone pulsatille* <br> *Artichaut* <br> *Boldo* <br> *Chélidoine* <br> *Citron* <br> *Epiaires* <br> *Epine vinette* <br> *Fragon* <br> *Fumeterre* <br> *Grémil* <br> *Kinkeliba* <br> *Marronnier d'Inde* <br> *Ortie piquante* <br> *Orthosiphon* <br> *Pissenlit* <br> *Radis noir* <br> *Tilleul* | – Sujets colériques et nerveux, Shao Yang et Jue Yin, sympathicotoniques, hyperthyroïdiens, de diathèse I (grosse vésicule atone). <br> – Spasmes digestifs. <br> – Migraines. <br> – Dyspepsie. <br> – Plantes cholagogues. | – Manganèse <br> – Soufre <br> – Phosphore <br> – ± Iode ou Cobalt |

| Plante | Observations | Oligo-éléments |
|---|---|---|
| **VIDE – FROID DE VB ET DE F (BOIS)** | | |
| *Anémone hépatique*<br>*Chardon marie*<br>*Eupatoire*<br>*Kinkeliba (fièvre bilieuse hématurique)*<br>*Livèche* | – Insuffisance sympathique.<br>– Dyskinésie consécutive à la congestion hépatique.<br>– Spasmes faibles. | – Manganèse<br>– Cuivre<br>– Magnésium<br>– Bismuth |
| **PLÉNITUDE — CHALEUR DE TR ET DE MC (FEU MINISTÉRIEL)** | | |
| *Artichaut*<br>*Bouleau*<br>*Bourrache*<br>*Bourse à pasteur*<br>*Frêne*<br>*Grémil*<br>*Marrube*<br>*Orthosiphon* | – Evolution en diathèse III d'une dyskinésie biliaire majeure sur fond dystonique ou âge mûr et pléthore.<br>– Plantes cholagogues. | – Manganèse-Cobalt<br>– Soufre<br>– Phosphore<br>– Iode<br>– Nickel-Cobalt |

| Plante | Observations | Oligo-éléments |
|--------|--------------|----------------|

## DYSMÉNORRHÉES

### PLÉNITUDE – CHALEUR DE VB ET DE F (BOIS)

| Plante | Observations | Oligo-éléments |
|--------|--------------|----------------|
| *Achillée*<br>*Alchemille*<br>*Anémone pulsat.*<br>*Angélique*<br>*Cimicifuga*<br>*Epiaires*<br>*Epine vinette*<br>*Fragon*<br>*Grémil*<br>*Gui (menorra.)*<br>*Hamamelis*<br>*Hydrastis*<br>  *(ménorr.)*<br>*Lamier blanc*<br>*Mandragore*<br>*Mauve pourprée*<br>  *(kyste de l'ov.)*<br>*Ortie blanche*<br>*Romarin*<br>*Saule blanc*<br>*Sénéçon*<br>*Vigne rouge* | – Femmes colériques ou nerveuses.<br>– Spasmophilie, angoisse, migraine ou céphalée, troubles de la vue, vertiges, vomissements bilieux, allergies, prurit, œdème de Quincke.<br>– Herpès labial ou génital.<br>– Hyperthyroïdie fonctionnelle ou patente.<br>– Hypersensibilité des organes cibles à la folliculine.<br>– Douleurs pelviennes+++.<br>– Mastose après l'ovulation.<br>– Etiologie chinoise : foie-sombre, coagulation du sang. | – Manganèse<br>– Iode<br>– Soufre<br>– Cobalt<br>– Magnésium |

### VIDE – FROID DE VB ET DE F (BOIS)

| Plante | Observations | Oligo-éléments |
|--------|--------------|----------------|
| *Armoise*<br>*Chardon*<br>  *marie+++*<br>*Souci* | – Femmes hépatiques, insuffisantes sympathiques, pâles, hypotendues.<br>– Dysménorrhées des hépatopathies, cirrhoses.<br>– Lypothymie, vertiges, vue fatiguée, sueurs.<br>– Etiologie chinoise : vide de Qi du foie. | – Manganèse<br>– Soufre<br>– Magnésium<br>– Phosphore |

| Plante | Observations | Oligo-éléments |
|---|---|---|
| PLÉNITUDE – CHALEUR D'IG ET DE C (FEU IMPÉRIAL) | | |
| *Achillée*<br>*Grémil*<br>*Hydrastis*<br>*Marjolaine*<br>*Mauve pourprée*<br>*Mélisse*<br>*Saule blanc*<br>*Sénéçon* | – Femmes passionnées, sympathicoto-niques.<br>– Dysménorrhée par congestion pel-vienne ou hyperpituitarisme ou par insuffisance du corps jaune.<br>– Hypersensibilité des organes cibles à la folliculine.<br>– Bouffées de chaleur.<br>– Etiologie chinoise : coagulation du sang. | – Manganèse-Cobalt<br>– Cobalt<br>– Iode |
| VIDE – FROID D'IG ET DE C (FEU IMPÉRIAL) | | |
| *Cactus grand.*<br>*Chardon marie*<br>    *(ménorragie)* | – Insuffisance sympathique.<br>– Dysménorrhée et ménorragie. | – Cuivre-Or-Argent<br>– Cobalt |
| PLÉNITUDE – CHALEUR DE TR ET DE MC (FEU MINISTÉRIEL) | | |
| *Achillée*<br>*Grémil*<br>*Mauve pourprée*<br>*Orthosiphon (diu-rétique)*<br>*Sénéçon*<br>*Vigne rouge* | – Femmes dystoniques ou pléthoriques.<br>– Bouffées de chaleur.<br>– Allergies.<br>– Herpès labial ou génital.<br>– Emballement diencéphalo-hypophy-saire.<br>– Sympathicotonie ou insuffisance vagale.<br>– Hypersensibilité à la folliculine.<br>– Hyperthyroïdie fonctionnelle ou vraie.<br>– Etiologie chinoise : coagulation du sang. | – Manganèse-Cobalt<br>– Magnésium |
| PLÉNITUDE – CHALEUR D'E ET DE Rt (TERRE) | | |
| *Alchemille*<br>*Genévrier*<br>*Grémil*<br>*Marronnier d'Inde*<br>*Sénéçon* | – Femmes obèses ou prédiabétiques.<br>– Kyste des ovaires.<br>– Hyperlutéïnie.<br>– Syndrome prémenstruel typique avec œdème, rétention d'eau, prise de poids, fringales, ballonnements, dou-leurs abdominales, solaires, épigas-triques, vomissements alimentaires ou stéatorrhée.<br>– Etiologie chinoise : compression des glaires, chaleur-humidité. | – Zinc-Nickel-Cobalt<br>– Lithium<br>– Manganèse-Cobalt |

| Plante | Observations | Oligo-éléments |
|---|---|---|
| **VIDE – FROID D'E ET DE Rt (TERRE)** | | |
| *Anis vert*<br>*Aristoloche*<br>*Aunée*<br>*Carmin*<br>*Fenouil*<br>*Sénéçon*<br>*Souci* | – Désadaptation hypophyso-gonadique.<br>– Embonpoint, cellulite, membres froids, hypersialhorrhée, somnolence, paresse.<br>– Hypo-œstrogénie ou hyperlutéïnie ou insuffisance stéroïdienne globale.<br>– Prise de poids, œdème, ballonnements, mastose, hypoglycémie.<br>– Hypopituitarisme, hypothyroïdie.<br>– Etiologie chinoise : vide de sang, vide de Qi, excès d'humidité-froide. | – Zinc-Cuivre<br>– Zinc |
| **VIDE – FROID DE GI ET DE P (MÉTAL)** | | |
| *Aristoloche*<br>*Aunée*<br>*Fenouil*<br>*Souci* | – Grandes femmes, pâles, hyposthéniques.<br>– Pauciménorrhée, spanioménorrhée.<br>– Hyperlutéïnie ou hypogénitalisme global.<br>– Tuberculose, maigreur, lymphatisme.<br>– Hypothyroïdie.<br>– Fatigue, voix faible, laryngite, constipation.<br>– Etiologie chinoise : vide de sang, sécheresse de sang, vide de Qi. | – Manganèse-Cuivre |
| **PLÉNITUDE – CHALEUR DE V ET DE R (EAU)** | | |
| *Bourse à pasteur*<br>*Busserole*<br>  *(ménop.)*<br>*Mauve pourprée*<br>  *(kyste de*<br>  *l'ovaire)*<br>*Sénéçon* | – Hypergénitalisme.<br>– Hypersurrénalisme.<br>– Hyperandrogénie fonctionnelle freinable par hypercorticisme.<br>– Bouffées de chaleur, insomnie.<br>– Etiologie chinoise : feu de Ming Men. | – Manganèse-Cobalt |

| Plante | Observations | Oligo-éléments |
|---|---|---|
| **VIDE – FROID DE V ET DE R (EAU)** | | |
| *Achillée* <br> *Busserole (méno-* <br> *pause)* <br> *Cyprès* <br> *Framboisier* <br> *Garance* <br> *Géranium* <br> *Lavande* <br> *Romarin* <br> *Sauge* | – Femmes frileuses, dépressives. <br> – Insuffisance surrénalienne. <br> – Désadaptation hypophyso-gonadique. <br> – Hypogénitalisme primaire ou secondaire. <br> – Insuffisance de vascularisation pelvienne. <br> – Lombalgie, hypotension, asthénie au moment des règles, œdème des chevilles, yeux gonflés, angine. <br> – Etiologie chinoise : vide de rein-yang. | – Cuivre-Or-Argent <br> – Zinc-Cuivre |

## DYSPEPSIE
### (aérophagie, insuffisance pancréatique)

| Plante | Observations | Oligo-éléments |
|---|---|---|
| **PLÉNITUDE – CHALEUR DE VB ET DE F (BOIS)** | | |
| *Alchemille* <br> *Citron* <br> *Fumeterre* <br> *Genévrier* <br> *Lavande* <br> *Livèche* <br> *Marjolaine* <br> *Mélisse* <br> *Oranger amer* | – Sujets sympathicotoniques, hyperthyroïdiens, plus ou moins spasmophiles. <br> – Spasmes sympathico-toniques, plus ou moins accompagnés de boule laryngée, d'oppression thoracique, de dyskinésie biliaire. | – Manganèse <br> – Phosphore <br> – Cobalt ou <br> – Nickel-Cobalt <br> – Iode ou <br> – Brome-Iode |
| **VIDE – FROID DE VB ET DE F (BOIS)** | | |
| *Achillée* <br> *Angélique* <br> *Epine vinette* <br> *(avec insuf.* <br> *secret. biliaires)* <br> *Estragon (idem)* <br> *Lavande* <br> *Livèche* <br> *Menthe* <br> *Romarin* | – Terrain insuffisant sympathique, plus ou moins antécédent d'acétonémie, d'hépatite. <br> – Hépatisme profond, pâleur, insuffisance des sécrétions biliaires. <br> – Séquelle d'une hépatopathie (voir aussi cholérétiques). | – Manganèse ou Cuivre <br> – Soufre <br> – Phosphore |

| Plante | Observations | Oligo-éléments |
|---|---|---|
| **PLÉNITUDE – CHALEUR D'IG ET DE C, DE TR ET DE MC (FEU)** | | |
| *Achillée*<br>*Marjolaine*<br>*Oranger amer* | – Dystonie majeure.<br>– Spasmes œsophagiens. | – Manganèse-<br>　Cobalt<br>– Iode ou<br>– Brome-Iode<br>– Phosphore<br>– Nickel-Cobalt |
| **PLÉNITUDE – CHALEUR D'E ET DE Rt (TERRE)** | | |
| *Fumeterre*<br>*Genévrier (post-*<br>　*prandial+++)*<br>*Mélisse*<br>*Murier sauvage*<br>*Tilleul* | – Terrain insuffisant vagal, hypopancréa-<br>　tique.<br>– Sujets sanguins, pléthoriques.<br>– Hernie hiatale ou spasmes aéropha-<br>　giens, reflux.<br>– Somnolence post-prandiale+++. | – Zinc-Nickel-<br>　Cobalt<br>– Manganèse-<br>　Cobalt<br>– Phosphore<br>– Nickel-Cobalt |
| **VIDE – FROID D'E ET DE Rt (TERRE)** | | |
| *Aunée*<br>*Belladone*<br>*Cannelle*<br>*Carvi*<br>*Coriandre*<br>*Epine vinette*<br>*Fenouil*<br>*Gentiane*<br>*Germandrée*<br>*Gingembre*<br>*Houblon*<br>*Hysope*<br>*Lavande*<br>*Menthe*<br>*Ményanthe*<br>*Millepertuis*<br>*Petite centaurée*<br>*Réglisse*<br>*Sarriette*<br>*Sauge* | – Désadaptation hypophyso-gonadique,<br>　vagotonie.<br>– Insuffisance des sécrétions pancréa-<br>　tiques et gastriques.<br>– Hypochlorydrie.<br>– Dyspepsie atone.<br>– Plus ou moins anorexie. | – Zinc-Nickel-<br>　Cobalt<br>– Bismuth |

| *Plante* | *Observations* | *Oligo-éléments* |
|---|---|---|
| **VIDE – FROID DE GI ET DE P (MÉTAL)** | | |
| *Aunée*<br>*Belladone*<br>*Bryone*<br>*Centaurée*<br>*Cochlearia*<br>*Coriandre*<br>*Fenouil*<br>*Germandrée*<br>*Gingembre*<br>*Girofle*<br>*Houblon*<br>*Hysope*<br>*Lavande*<br>*Menthe*<br>*Millepertuis*<br>*Sarriette*<br>*Sassafras*<br>*Thym* | – Terrain hyposthénique, vagotonique.<br>– Anorexie.<br>– Anorexie mentale.<br>– Lymphatisme.<br>– Dyspepsie atone. | – Manganèse-<br>  Cuivre<br>– Zinc-Nickel-<br>  Cobalt<br>– Bismuth |

## EMBALLEMENT DIENCÉPHALO-HYPOPHYSAIRE
### (hyperpituitarisme)

| | | |
|---|---|---|
| **PLÉNITUDE – CHALEUR DE VB ET DE F (BOIS)** | | |
| *Gattilier*<br>*Grémil*<br>*Passiflore* | – Sujet dystonique et sympathicoto-<br>  nique. | – Manganèse<br>– Manganèse-<br>  Cobalt<br>– Iode<br>– Soufre |
| **PLÉNITUDE — CHALEUR D'IG ET DE C, DE TR ET DE MC (FEU)** | | |
| *Gattilier*<br>*Grémil*<br>*Passiflore*<br>*Vigne rouge* | – Sujet dystonique jeune.<br>– Sujet en sympathicotonie ou en insuf-<br>  fisance vagale. | – Manganèse-<br>  Cobalt<br>– Soufre<br>– Iode |
| **PLÉNITUDE – CHALEUR D'E ET DE Rt (TERRE)** | | |
| *Grémil* | – Insuffisance vagale.<br>– Désadaptation avec emballement dien-<br>  céphalo-hypophysaire. | – Manganèse-<br>  Cobalt<br>– Zinc-Nickel-<br>  Cobalt |

| Plante | Observations | Oligo-éléments |
|--------|-------------|----------------|

**ENURÉSIE**
**(incontinence urinaire)**

## VIDE – FROID DE VB ET DE F (BOIS)

| Plante | Observations | Oligo-éléments |
|--------|-------------|----------------|
| *Ortie piquante*<br>*Sauge* | – Terrain insuffisant sympathique, hépathique : cas le moins fréquent. | – Manganèse<br>– Aluminium<br>– Lithium |

## PLÉNITUDE – CHALEUR D'E ET DE Rt (TERRE)

| Plante | Observations | Oligo-éléments |
|--------|-------------|----------------|
| *Aigremoine*<br>*Ballote*<br>*Cyprès*<br>*Genièvre* | – Terrain de désadaptation hypophyso-pancréatique.<br>– Enfant gai, bien portant, potelé, avide de sucre, teint rouge. | – Zinc-Nickel-Cobalt<br>– Fluor |

## VIDE – FROID D'E ET DE Rt (TERRE)

| Plante | Observations | Oligo-éléments |
|--------|-------------|----------------|
| *Belladone*<br>*Bistorte*<br>*Chêne*<br>*Cyprès*<br>*Fucus*<br>*Houblon*<br>*Laminaires*<br>*Levure de bière*<br>*Millepertuis*<br>*Mouron rouge*±<br>*Plantain*<br>*Sauge* | – Désadaptation hypophyso-gonadique. Diathèse la plus fréquente.<br>– Antécédents familiaux fréquents.<br>– Attention aux parasitoses sous-jacentes. | – Zinc-Cuivre<br>– ± Fluor<br>– Aluminium<br>– Lithium |

## VIDE – FROID DE GI ET DE P (MÉTAL)

| Plante | Observations | Oligo-éléments |
|--------|-------------|----------------|
| *Belladone*<br>*Bistorte*<br>*Chêne*<br>*Millepertuis*<br>*Plantain*<br>*Sauge* | – Terrain hyposthénique. Diathèse fréquente, souvent intriquée avec la désadaptation.<br>– Antécédents familiaux. | – Manganèse-Cuivre<br>– Fluor |

## VIDE – FROID DE V ET DE R (EAU)

| Plante | Observations | Oligo-éléments |
|--------|-------------|----------------|
| *Achillée*<br>*Busserole*<br>*Chêne*<br>*Thuya* | – Terrain anergique, hyposurrénalien.<br>– Enurésie des enfants hypersensibles (attention aux infections ou malformations urinaires).<br>– Incontinence des cystites, accouchement et prolapsus, vessie neurogène, atteinte cérébrale. | – Cuivre-Or-Argent<br>– Aluminium<br>– Lithium<br>– ± Fluor |

| *Plante* | *Observations* | *Oligo-éléments* |
|---|---|---|

**EPILEPSIE**

| | | |
|---|---|---|
| **PLÉNITUDE – CHALEUR DE VB ET DE F (BOIS)** | | |
| *Ellebore blanc (éclampsie)* <br> *Gui* <br> *Oranger amer* <br> *Romarin* <br> *Saule blanc* <br> *Térébenthine* <br> *Valériane* | – Epilepsie yang d'entraille (vésicule biliaire). Cas très fréquent dans la littérature chinoise (vent interne du foie). <br> – Epilepsie temporale surtout. | – Manganèse <br> – Iode <br> – Soufre <br> – Magnésium |
| **VIDE – FROID DE VB ET DE F (BOIS)** | | |
| *Ginseng* <br> *Mouron rouge* <br> *Romarin* | – Epilepsie yin d'organe (foie), cas fréquent chez les insuffisants hépatiques profonds. | – Manganèse <br> – Magnésium <br> – Phosphore <br> – Soufre <br> – Aluminium |
| **PLÉNITUDE – CHALEUR D'IG ET DE C, DE TR ET DE MC (FEU)** | | |
| *Gui* <br> *Marjolaine* <br> *Mélisse* <br> *Oranger amer* <br> *Passiflore* <br> *Rauwolfia* <br> *Saule blanc* <br> *Valériane* | – Epilepsie yang, épilepsie d'entrale (intestin grêle) ou feu du cœur. <br> – Sujet passionné de constitution FEU. Cas très fréquent = crise grand mal. | – Manganèse-Cobalt <br> – Cobalt |
| **VIDE – FROID D'IG ET DE C, DE TR ET DE MC (FEU)** | | |
| *Ginseng* | – Epilepsie yin d'organe (cœur). <br> – Sujet sentimental FEU. | – Cuivre-Or-Argent <br> – Aluminium |
| **PLÉNITUDE – CHALEUR D'E ET DE Rt (TERRE)** | | |
| *Tilleul* | – Epilepsie yang d'entraille (estomac). <br> – Sujets pléthoriques. | |
| **VIDE – FROID D'E ET DE Rt (TERRE)** | | |
| *Coriandre* <br> *Ginseng* | – Epilepsie yin d'organe (rate). <br> – Séquelle de maladie infectieuse. <br> – Désadaptation hypophyso-gonadique. <br> – Retard psycho-moteur. | – Zinc-Cuivre <br> – Aluminium |

| Plante | Observations | Oligo-éléments |
|---|---|---|
| **VIDE – FROID DE GI ET DE P (MÉTAL)** | | |
| *Cajeput* *Coriandre* *Ginseng* *Origan* | – Epilepsie yin d'organe (poumon). | |
| **PLÉNITUDE – CHALEUR DE V ET DE R (EAU)** | | |
| *Bourse à pasteur* *Passiflore* *Rauwolfia* *Saule blanc* *Sureau noir+++* *(écorce)* *Valériane* | – Epilepsie yang d'entraille (vessie). Cas le plus typique de la littérature chinoise = plénitude du méridien vessie. <br> – Sujet passionné de constitution EAU, hypersurrénalien = crise grand mal. | – Manganèse-Cobalt |
| **VIDE – FROID DE V ET DE R (EAU)** | | |
| *Sureau noir* *(écorce)* | – Epilepsie yin d'organe (rein). <br> – Sujet anergique, hyposurrénalien. | – Cuivre-Or-Argent <br> – Aluminium |

## ERÉTHYSME GÉNITAL
### (excitation sexuelle, nymphomanie, satyriasis)

| | | |
|---|---|---|
| **PLÉNITUDE – CHALEUR DE VB ET DE F (BOIS)** | | |
| *Gattilier* *Marjolaine* *Mélisse* *Nénuphar* *Saule blanc* | – Personnes hyperthyroïdiennes. <br> – Hyperexcitabilité externe des organes génitaux. | – Manganèse <br> – Manganèse-Cobalt <br> – Iode |
| **PLÉNITUDE – CHALEUR D'IG ET DE C, DE TR ET DE MC (FEU)** | | |
| *Gattilier* *Marjolaine* *Mélisse* *Nénuphar* *Saule blanc* | – Personnes hyperpituitaires (excès du Shen), hypersympathicotoniques. | – Manganèse-Cobalt <br> – Iode |
| **PLÉNITUDE – CHALEUR D'E ET DE Rt (TERRE)** | | |
| *Gattilier* *Mélisse* *Saule blanc* | – Personnes avec gros appétit, gros besoins charnels, sensuels. <br> – Personnes hypergénitales, emballement diencéphalo-hypophysaire, hypopancréatisme. | – Zinc-Nickel-Cobalt <br> – Manganèse-Cobalt <br> – Iode |

| Plante | Observations | Oligo-éléments |
|---|---|---|
| **PLÉNITUDE — CHALEUR DE V ET DE R (EAU)** | | |
| *Mélisse*<br>*Nénuphar*<br>*Saule* | – Personnes hypersurrénaliennes, hyper-génitales (feu de Ming men). | – Manganèse-Cobalt<br>– Iode |

### ETAT DÉPRESSIF
**(dian = « folie calme », dépression, neurasthénie, psychasthénie, névrose obsessionnelle, mélancolie, schizothymie, aboulie, anorexie mentale)**

| Plante | Observations | Oligo-éléments |
|---|---|---|
| **VIDE – FROID DE VB ET DE F (BOIS)** | | |
| *Ache (mélanc.)*<br>*Angélique*<br>*Armoise*<br>*Chardon marie*<br>*Ginseng*<br>*Lavande*<br>*Menthe* | – Terrain insuffisant sympathique, labilité neuro-végétative, hypothyroïdisme, hyposurrénalisme, insuffisance hépatique profonde.<br>– Inhibition, angoisse, phobie, pâleur et faiblesses.<br>– Dian de foie et de vésicule.<br>– Insuffisance de Hun. | – Cuivre-Or-Argent<br>– Manganèse ou Cuivre<br>– Soufre<br>– Magnésium<br>– Phosphore<br>– Lithium |
| **VIDE – FROID D'IG ET DE C, DE TR ET DE MC (FEU)** | | |
| *Angélique*<br>*Chardon marie (mélancolie)*<br>*Eglantier*<br>*Ginseng*<br>*Lavande (mélancolie)*<br>*Romarin* | – Terrain insuffisant sympathique, hypo-pituitaire, hypométabolique.<br>– Manque d'enthousiasme, de joie, de motivation, inhibition et angoisse, mélancolie.<br>– Dian de cœur et d'intestin grêle.<br>– Insuffisance du Shen. | – Cuivre-Or-Argent<br>– Magnésium<br>– Phosphore<br>– Lithium |

| Plante | Observations | Oligo-éléments |
|--------|--------------|----------------|
| **VIDE – FROID D'E ET DE Rt (TERRE)** | | |
| *Angélique* <br> *Anis vert* <br> *Cannelle (obsession, mélancolie)* <br> *Carvi* <br> *Chardon béni (obsess. ; mélancolie)* <br> *Coriandre (mél. aboulie, anorexie· ment.)* <br> *Fénugrec* <br> *Fucus* <br> *Gentiane* <br> *Ginseng* <br> *Laminaires* <br> *Lavande* <br> *Menthe* <br> *Millepertuis* <br> *Sarriette* | – Terrain vagotonique, désadaptation hypophyso-gonadique ; sujet obèse, frileux, mou. <br> – Distraction, vacuité de l'intelligence, ou obsession, idée fixe, psychose maniaco-dépressive. <br> – Dian de rate et d'estomac. <br> – Insuffisance de Yi. | – Zinc-Cuivre <br> – Lithium |

| Plante | Observations | Oligo-éléments |
|---|---|---|
| **VIDE – FROID DE GI ET DE P (MÉTAL)** | | |
| *Angélique*<br>*Cannelle (obsess.,*<br>*mélanc.)*<br>*Chardon béni*<br>*(idem)*<br>*Coriandre (mél.,*<br>*aboulie, ano-*<br>*rexie ment.)*<br>*Datura*<br>*Fénugrec*<br>*Fucus*<br>*Gentiane*<br>*Ginseng*<br>*Jusquiame noire*<br>*Laminaires*<br>*Lavande (mélanco-*<br>*lie)*<br>*Menthe*<br>*Millepertuis*<br>*Origan*<br>*Romarin*<br>*Sassafras*<br>*Thym* | – Terrain vagotonique, hyposthénique, lymphatique.<br>– Tristesse, mélancolie, distraction, abstraction du réel, état dépressif, anorexie mentale, neurasthénie, psychasthénie, schizophrénie, névrose obsessionnelle.<br>– Dian de poumon et de gros intestin.<br>– Insuffisance du Po. | – Manganèse-Cuivre<br>– Lithium |

| Plante | Observations | Oligo-éléments |
|---|---|---|
| **VIDE – FROID DE V ET DE R (EAU)** | | |
| *Ache (mélanc.)*<br>*Angélique*<br>*Cassis*<br>*Chardon roland*<br>*Datura*<br>*Eglantier*<br>  *(asthén.+++*<br>  *angoisse)*<br>*Fenouil*<br>*Garance*<br>*Ginseng*<br>*Girofle*<br>  *(mélanc.+++)*<br>*Hysope+++*<br>*Jusquiame*<br>  *noire+++*<br>*Lavande*<br>  *(mélanc.+++)*<br>*Mouron*<br>  *rouge+++*<br>*Romarin*<br>*Santal*<br>*Sarriette*<br>*Sassafras*<br>*Sauge* | – Terrain vagotonique, hyposurrénalien, hypotonie cérébro-spinale.<br>– Sujet frileux, timide, timoré, toujours fatigué, inhibition, peurs, phobies, angoisse, état dépressif, délire de persécution, psychose mélancolique.<br>– Dian de rein et de vessie.<br>– Insuffisance du Zhi. | – Cuivre-Or-<br>  Argent<br>– Lithium |

## ETATS INFECTIEUX

| | | |
|---|---|---|
| **PLÉNITUDE – CHALEUR DE VB ET DE F (BOIS)** | | |
| *Marjolaine*<br>*Oranger amer*<br>*Reine des prés* | – Choisir les plantes et les essences en fonction du terrain de base. | – Cuivre<br>– Magnésium |
| **VIDE – FROID DE VB ET DE F (BOIS)** | | |
| *Cassis*<br>*Cyprès*<br>*Estragon*<br>*Ginseng*<br>*Mouron rouge*<br>*Romarin* | | – Cuivre<br>– Magnésium |

| *Plante* | *Observations* | *Oligo-éléments* |
|---|---|---|
| **PLÉNITUDE – CHALEUR D'IG ET DE C (FEU IMPÉRIAL)** | | |
| *Marjolaine* <br> *Oranger amer* <br> *Reine des prés* | | – Cuivre <br> – Magnésium |
| **PLÉNITUDE – CHALEUR D'E ET DE Rt (TERRE)** | | |
| *Citron (inf. resp.)* <br> *Cyprès (inf. resp.)* <br> *Eucalyptus* <br> *Genévrier* <br> *Souci* | | – Cuivre <br> – Magnésium |
| **VIDE – FROID D'E ET DE Rt (TERRE)** | | |
| *Cannelle* <br> *Citron* <br> *Germandrée* <br> *Lavande* <br> *Sauge (inf. resp. et urinaires)* <br> *Souci* | | – Cuivre <br> – Magnésium |
| **PLÉNITUDE – CHALEUR DE GI ET DE P (MÉTAL)** | | |
| *Bourrache* <br> *Eucalyptus* <br> *Guimauve* <br> *Niaouli* | | – Cuivre <br> – Magnésium |
| **VIDE – FROID DE GI ET DE P (MÉTAL)** | | |
| *Cannelle* <br> *Citron* <br> *Millepertuis* <br> *Sarriette* <br> *Thym* | | – Cuivre <br> – Magnésium |
| **PLÉNITUDE – CHALEUR DE V ET DE R (EAU)** | | |
| *Girofle* <br> *Lavande* <br> *Pin* <br> *Reine des prés* <br> *Sarriette* <br> *Thym* | | – Cuivre <br> – Magnésium |

| *Plante* | *Observations* | *Oligo-éléments* |
|---|---|---|

### FIBROME
**(voir aussi métrorragie)**

| | | |
|---|---|---|
| **PLÉNITUDE – CHALEUR DE VB ET DE F (BOIS)** | | |
| *Epine vinette*<br>*Gattilier (hémorragie)*<br>*Hamamelis*<br>*Hydrastis*<br>*Ortie blanche* | – Hyperthyroïdisme.<br>– Femmes colériques et nerveuses.<br>– Cas le plus fréquent. | – Manganèse-<br>  Cobalt<br>– Iode<br>– Soufre |
| **PLÉNITUDE – CHALEUR DE TR ET DE MC (FEU MINISTÉRIEL)** | | |
| *Bourse à pasteur* | – Même contexte que le BOIS, mais hypersympathisme accentué. | – Manganèse-<br>  Cobalt<br>– Iode<br>– Soufre |
| **PLÉNITUDE – CHALEUR DE V ET DE R (EAU)** | | |
| *Bourse à pasteur* | – Hyperoestrogénie et hypersurrénalisme.<br>– Femmes passionnées, autoritaires. | – Manganèse-<br>  Cobalt<br>– Iode<br>– Soufre |

### FIÈVRE DE MALTE

| | | |
|---|---|---|
| **VIDE – FROID D'E ET DE Rt (TERRE)** | | |
| *Chardon béni*<br>*Piloselle* | – Froid et chaud de rate, maladie de l'automne par excès d'eau-humidité ; d'où les sueurs importantes. | – Cuivre<br>– Manganèse-<br>  Cuivre |
| **VIDE – FROID DE GI ET DE P (MÉTAL)** | | |
| *Chardon béni*<br>*Piloselle* | – Froid et chaud de poumon, maladie de l'automne (cf. ci-dessus) ; complications articulaires = rhumatismes « Tigre blanc ». | – Cuivre<br>– Manganèse-<br>  Cuivre |

| *Plante* | *Observations* | *Oligo-éléments* |
|---|---|---|

## FISSURE, FISTULES ANALES

| PLÉNITUDE – CHALEUR D'IG ET DE C, DE TR ET DE MC (FEU) | | |
|---|---|---|
| *Achillée* | – Terrain dystonique.<br>– Complications d'hémorroïdes et de constipation – chaleur.<br>– Evolution des diathèses I et V en diathèse III. | – Manganèse-Cobalt<br>– Soufre<br>– Manganèse-Cuivre<br>– Bismuth |
| VIDE – FROID DE GI ET DE P (MÉTAL) | | |
| *Bistorte*<br>*Chêne* | – Terrain hyposthénique, vagotonique.<br>– Problèmes habituels des colites chroniques. | – Manganèse-Cuivre<br>– Cuivre-Or-Argent<br>– Fluor<br>– Bismuth<br>– ± Cuivre |
| VIDE – FROID DE V ET DE R (EAU) | | |
| *Bistorte*<br>*Chêne*<br>*Prêle* | – Terrain anergique, vagotonique.<br>– Problèmes habituels des colitiques anergiques (sigmoïdes, diverticuloses) et de la pathologie chronique du colon. | – Manganèse-Cuivre<br>– Cuivre-Or-Argent<br>– Fluor<br>– Bismuth<br>– ± Cuivre |

| *Plante* | *Observations* | *Oligo-éléments* |
|---|---|---|

## GASTRALGIES
**(gastrite, duodénite, hyperacidité gastrique, épigastralgie, gastro-entérite, hypertonie gastrique, hypochlorhydrie gastrique)**

### PLÉNITUDE – CHALEUR DE VB ET DE F (BOIS)

| | | |
|---|---|---|
| *Angélique (hyperacidité)*<br>*Artichaut*<br>*Chélidoine (duodénite)*<br>*Citron (ulcère, hyperacidité)*<br>*Epiaires*<br>*Marjolaine*<br>*Oranger amer*<br>*Parietaire*<br>*Romarin*<br>*Saule blanc (hyperacidité)* | – Terrain sympathicotonique, hyperthyroïdien.<br>– Gastralgie par empiètement de la vésicule sur l'estomac : « la vésicule s'exprime en langage gastrique ».<br>– Gastrite.<br>– Ulcère du bulbe.<br>– Dyskinésie biliaire.<br>– Lithiase biliaire. | – Manganèse<br>– Soufre<br>– Phosphore<br>– Iode |

### PLÉNITUDE — CHALEUR DE TR ET DE MC (FEU MINISTÉRIEL)

| | | |
|---|---|---|
| *Bouleau*<br>*Gattilier*<br>*Mélisse*<br>*Oranger amer*<br>*Saule blanc* | – Terrain insuffisant vagal ou dystonique.<br>– Plénitude et obstruction du réchauffeur moyen.<br>– Gastralgie par suralimentation, sédentarité. | – Zinc-Nickel-Cobalt<br>– Manganèse-Cobalt<br>– Soufre<br>– Phosphore<br>– ± Magnésium |

### PLÉNITUDE – CHALEUR D'E ET DE Rt (TERRE)

| | | |
|---|---|---|
| *Citron*<br>*Fumeterre*<br>*Genièvre*<br>*Guimauve*<br>*Mélisse*<br>*± Réglisse*<br>*Souci*<br>*Verveine* | – Terrain insuffisant vagal, hypopancréatique.<br>– Insuffisance des sécrétions pancréatiques.<br>– Crise solaire bien marquée.<br>– Pancréatite sub-aiguë. | – Zinc-Nickel-Cobalt<br>– Nickel-Cobalt<br>– Soufre<br>– Phosphore |

| Plante | Observations | Oligo-éléments |
|---|---|---|
| **VIDE – FROID D'E ET DE Rt (TERRE)** | | |
| *Angélique (hypo. ou hyperchlorhyd.)* <br> *Anis vert* <br> *Aunée* <br> *Badiane* <br> *Camomille* <br> *Cannelle* <br> *Carvi* <br> *Chêne* <br> *Coriandre (hypochl.)* <br> *Eupatoire (hypochl.)* <br> *Fenouil* <br> *Gentiane (hypochl.)* <br> *Géranium rosat* <br> *Hysope* <br> *Lavande (hypochl.)* <br> *Menthe* <br> *Patience (hypochl.)* <br> *Réglisse (hypochl. et ulcère)* <br> *Sarriette* <br> *Sénéçon (hypochl.)* <br> *Souci* <br> *Verveine* | – Désadaptation hypophyso-gonadique, terrain vagotonique, hypothyroïdien. <br> – Gastrite chronique. <br> – Ulcère gastrique térébrant. <br> – Hypochlorhydrie. <br> – Anémie de Biermer. <br> – Gastrite des maladies auto-immunes. <br> – Anorexie associée à hypothyroïdie. | – Manganèse-Cuivre <br> – Mang.-Cuivre-Cobalt <br> – Bismuth <br> – Magnésium |
| **PLÉNITUDE – CHALEUR DE GI ET DE P (MÉTAL)** | | |
| *Aigremoine* <br> *Alchemille* <br> *Eucalyptus* <br> *Guimauve* | – Terrain insuffisant vagal, digestif, vasculaire. <br> – Sujets flegmatiques, craignant la chaleur, aimant les épices. <br> – Gastralgies, colite et constipation, hémorroïdes souvent associées. <br> – Duodénite aiguë par poussées. <br> – Ulcère duodénal surtout. | – Manganèse-Cuivre <br> – Manganèse-Cobalt <br> – Phosphore <br> – Nickel-Cobalt |

| Plante | Observations | Oligo-éléments |
|---|---|---|
| **VIDE – FROID DE GI ET DE P (MÉTAL)** | | |
| *Aunée (hypochl.)* *Cajeput (spasmes gastriques)* *Chêne* *Coriandre* *Eucalyptus* *Hysope* *Jusquiame* *Lavande (hypochl.)* *Menthe* *Ortie piquante (ulcère duod.)* *Romarin* *Sarriette* *Thym* | – Sujets hyposthéniques, vagotoniques. – Duodénites chroniques. – Sensibilité au froid. – Anorexie associée. | – Manganèse-Cuivre – Bismuth |
| **VIDE – FROID DE V ET DE R (EAU)** | | |
| *Géranium* *Réglisse* *Romarin* | – Ulcère chronique. – Gastrite chronique. – Ulcère térébrant des Shao Yin - sentimentaux. | – Cuivre-Or-Argent – Magnésium – Bismuth |

### GLOSSITES (stomatites, gingivites)

| Plante | Observations | Oligo-éléments |
|---|---|---|
| **PLÉNITUDE – CHALEUR D'E ET DE Rt (TERRE)** | | |
| *Aigremoine* *Bardane* *Citron* *Genévrier* *Guimauve* *Maïs (pyorrhée)* *Murier sauvage* | – Terrain pléthorique, hyperglycémique, insuffisant vagal. – Etiologies : grossesse, diabète, mycose, maladies infectieuses (chaleur-humidité). | – Zinc-Nickel-Cobalt – Cuivre – Magnésium |

| Plante | Observations | Oligo-éléments |
|---|---|---|
| **VIDE – FROID D'E ET DE Rt (TERRE)** | | |
| *Angélique*<br>*Bistorte*<br>*Chêne*<br>*Citron*<br>*Euphraise*<br>*Géranium*<br>*Mauve*<br>*Réglisse*<br>*Sauge* | – Terrain désadapté ou hyposthénique, hypothyroïdien.<br>– Etiologies : hypothyroïdie, fièvres éruptives, maladies infectieuses, avitaminose, saturnisme, glossite de Hunter. | – Manganèse-Cuivre<br>– Cuivre<br>– Magnésium |
| **PLÉNITUDE – CHALEUR DE GI ET DE P (MÉTAL)** | | |
| *Aigremoine*<br>*Bardane*<br>*Citron*<br>*Guimauve (gingivites+++)* | – Terrain hyposthénique, hypopancréatique, pléthorique.<br>– Etiologies : diabète, maladies infectieuses (chaleur).<br>– Gingivites+++. | – Manganèse-Cuivre<br>– Cuivre<br>– Magnésium |
| **VIDE – FROID DE V ET DE R (EAU)** | | |
| *Framboisier*<br>*Géranium* | – Terrain anergique, hyposurrénalien.<br>– Stomatites liées à conflit auto-immune avec cible rénale. | – Cuivre<br>– Cuivre-Or-Argent<br>– Magnésium |

**GOUTTE**

| | | |
|---|---|---|
| **PLÉNITUDE – CHALEUR DE VB ET DE F (BOIS)** | | |
| *Achillée*<br>*Artichaut*<br>*Citron*<br>*Epine vinette*<br>*Fragon*<br>*Grémil*<br>*Orthosiphon*<br>*Pissenlit*<br>*Tilleul sauv.*<br>*Verge d'or* | – Terrain arthritique, hyperthyroïdien, sympathicotonique, hépatique.<br>– Goutte, évolution de l'arthritisme.<br>– Articulations touchées : celles des méridiens Shao yang. | – Manganèse<br>– Soufre<br>– Manganèse-Cobalt |

| *Plante* | *Observations* | *Oligo-éléments* |
|---|---|---|
| **PLÉNITUDE – CHALEUR DE TR ET DE MC (FEU MINISTRE)** | | |
| *Artichaut*<br>*Bouleau*<br>*Cassis*<br>*Citron*<br>*Epine vinette*<br>*Frêne*<br>*Grémil*<br>*Gui*<br>*Orthosiphon*<br>*Pissenlit*<br>*Tilleul sauv.* | – Terrain neuro-arthritique, dystonique, hypermétabolique.<br>– Goutte des membres supérieurs, mains, 3$^e$ et 4$^e$ doigts notamment. | – Manganèse-Cobalt<br>– Soufre |
| **PLÉNITUDE – CHALEUR D'E ET DE Rt (TERRE)** | | |
| *Aigremoine*<br>*Bardane*<br>*Bouleau*<br>*Cassis*<br>*Centaurée*<br>*Colchique*<br>*Frêne*<br>*Genévrier*<br>*Maïs* | – Terrain insuffisant vagal, hypo-pancréatique, pléthore, obésité, encrassement métabolique.<br>– Goutte classique du gros orteil, du genou (territoire du méridien de la rate). | – Zinc-Nickel-Cobalt<br>– Manganèse-Cobalt<br>– Soufre |
| **PLÉNITUDE – CHALEUR DE V ET DE R (EAU)** | | |
| *Bouleau*<br>*Bruyère*<br>*Cassis*<br>*Epine vinette*<br>*Frêne*<br>*Maïs*<br>*Orthosiphon*<br>*Pissenlit*<br>*Salsepareille*<br>*Sassafras*<br>*Sureau noir*<br>*Verge d'or* | – Terrain hypersurrénalien, sympathico-tonique.<br>– Goutte des membres inférieurs. | – Manganèse-Cobalt<br>– Soufre |

| Plante | Observations | Oligo-éléments |
|--------|--------------|----------------|

**GRIPPE**

| VIDE – FROID D'E ET DE Rt (TERRE) | | |
|---|---|---|
| *Aunée*<br>*Cannelle*<br>*Cyprès*<br>*Germandrée*<br>*Lavande*<br>*Quinquina* | – Baisse des défenses ; leucopénie par surmenage intellectuel ou physique.<br>– Sujets amorphes, hypothyroïdiens, vagotoniques. | – Cuivre<br>– Manganèse-<br>  Cuivre |

| PLÉNITUDE – CHALEUR DE GI ET DE P (MÉTAL) | | |
|---|---|---|
| *Eucalyptus*<br>*Guimauve* | – Forme compliquée, hyperthermie par condensation du froid en chaleur chez un sujet anergique. | – Manganèse-<br>  Cuivre<br>– Cuivre |

| VIDE – FROID DE GI ET DE P (MÉTAL) | | |
|---|---|---|
| *Aunée*<br>*Cannelle*<br>*Citron*<br>*Cyprès*<br>*Eucalyptus*<br>*Fenouil*<br>*Germandrée*<br>*Hysope*<br>*Mauve*<br>*Myrte*<br>*Niaouli*<br>*Pin*<br>*Romarin*<br>*Thym*<br>*Tussilage* | – Forme banale provenant par prédilection et régulièrement chez des sujets longilignes, hyposthéniques : faiblesse pulmonaire. | – Manganèse-<br>  Cuivre<br>– Cuivre |

| VIDE – FROID DE V ET DE R (EAU) | | |
|---|---|---|
| *Cassis* | – Hyposurrénalisme et anergie importante. | – Cuivre-Or-<br>  Argent |

**HÉMOPHILIE**

| VIDE DE QI DU FOIE | | |
|---|---|---|
| *Citron*<br>*Cyprès*<br>*Orties*<br>*Plantain* | – Maladie génétique par déficit du facteur VIII ou IX de la coagulation. | – Cuivre<br>– Magnésium<br>– Cobalt |

| Plante | Observations | Oligo-éléments |
|--------|-------------|----------------|

## HÉMORRAGIES

**(hémoptsie, hématurie, hématémèse, rectorragie, gingivorragie, epistaxis, melæna, hémor. rétinienne, hémor. cérébrale *voir artérioslér. ictus*, hémor. utérine *voir ménorragie, métrorragie*)**

| Plante | Observations | Oligo-éléments |
|--------|-------------|----------------|
| **PLÉNITUDE – CHALEUR DE VB ET DE F (BOIS)** | | |
| *Alchemille*<br>*Citron (rector.*<br>  *hématurie, epis-*<br>  *taxis)*<br>*Cyprès*<br>*Gui (hémoptysie*<br>  *feu du foie,*<br>  *hématurie,*<br>  *hématémèse,*<br>  *epistaxis)*<br>*Hamamelis*<br>*Hydrastis*<br>*Marron d'Inde*<br>*Noisetier*<br>*Ortie blanche*<br>*Ortie piquante*<br>  *(idem gui)*<br>*Prêle (hématurie,*<br>  *hématémèse,*<br>  *epistaxis)*<br>*Verge d'or*<br>*Vigne rouge* | – Hémorragie avec troubles de la coagulation, congestion veineuse, hémorroïdes.<br>– Hémoptysie, epistaxis chaleur du sang d'origine feu du foie.<br>– Hématémèse des ulcères par plénitude de vésicule. | – Manganèse-Cobalt |
| **VIDE – FROID DE VB ET DE F (BOIS)** | | |
| *Citron*<br>*Cyprès*<br>*Hydrastis*<br>*Térébenthine* | – Hypocoagulabilité, effondrement du sang, hypoprotidémie sévère. | |

| *Plante* | *Observations* | *Oligo-éléments* |
|---|---|---|
| **PLÉNITUDE – CHALEUR D'IG ET DE C, DE TR ET DE MC (FEU)** | | |
| *Cassis*<br>*Bourse à pasteur*<br>*Gui*<br>*Hamamelis (pur-pura hémorra-gique)*<br>*Hydrastis*<br>*Marron d'Inde*<br>*Noisetier*<br>*Vergerette du can.*<br>*Vigne rouge* | – Toutes les hémorragies – plénitude par chaleur du sang concernent le « cœur et les vaisseaux », et les quatre méridiens du FEU. | – Manganèse-Cobalt<br>– Cobalt |
| **VIDE – FROID D'IG ET DE C, DE TR ET DE MC (FEU)** | | |
| *Cactus grandif.* | – Hémorragie par « effondrement », vide du sang, hypocoagulation. | |
| **PLÉNITUDE – CHALEUR D'E ET DE Rt (TERRE)** | | |
| *Alchemille*<br>*Cassis*<br>*Citron (hématé-mèse)*<br>*Cyprès*<br>*Myrtille*<br>*Pervenche* | – Hématémèse des ulcères, hernies hia-tales, varices œsophagiennes, melæna des atteintes digestives chaudes.<br>– Hémorragie rétinienne du diabète. | – Manganèse-Cobalt |
| **VIDE – FROID D'E ET DE Rt (TERRE)** | | |
| *Cannelle (hémop-tysie)*<br>*Citron*<br>*Cyprès*<br>*Fucus*<br>*Laminaires*<br>*Marron d'Inde*<br>*Millepertuis*<br>*Plantain*<br>*Vergerette du Can.* | – Hémorragie par vide du sang d'origine splénique.<br>– Hypersplénisme, epistaxis, gingivorra-gie, etc. des leucémies, des cancers. | – Cuivre-Or-Argent |

| Plante | Observations | Oligo-éléments |
|---|---|---|
| **PLÉNITUDE – CHALEUR DE GI ET DE P (MÉTAL)** | | |
| *Aigremoine (hémoptysie)* <br> *Citron (rectorragie)* <br> *Pervenche+++ (epistaxis, hémoptysie)* <br> *Pin maritime* | – Hémoptysie, epistaxis des surinfections bactériennes et lésions pulmonaires d'origine chaleur. <br> – Hémorragie de l'artériosclérose. <br> – Rectorragie par syndrome chaleur. | – Manganèse-Cobalt |
| **VIDE – FROID DE GI ET DE P (MÉTAL)** | | |
| *Cannelle (hémopt.)* <br> *Chêne* <br> *Citron* <br> *Cyprès* <br> *Fucus* <br> *Laminaires* <br> *Lierre terrestre (hématurie)* <br> *Millepertuis* <br> *Pin maritime* <br> *Plantain* | – Hémorragies digestives par vide de sang, effondrement du sang, polypose, cancer, rectocolite hémorragique. <br> – Hémoptysie des lésions par vide-froid de poumon : tuberculose, pneumopathies immuno-allergiques. | – Cuivre-Or-Argent <br> – Manganèse-Cuivre |
| **PLÉNITUDE – CHALEUR DE V ET DE R (EAU)** | | |
| *Alchemille* <br> *Bourse à pasteur (méno, métro, hémo, héma, hémoptysie, epistaxis)* <br> *Busserole (hématurie)* <br> *Cassis* <br> *Gui* <br> *Hamamelis (toutes hémor.)* <br> *Myrtille* <br> *Pervenche (epistaxis, hémoptysie)* <br> *Verge d'or* <br> *Vergerette du Can.* <br> *Vigne rouge* | – Hémorragie par « feu de Ming men ». <br> – Hématurie, hémorragies génitales, epistaxis, hémoptysie (cf. bourse à pasteur, tome II). | – Manganèse-Cobalt <br> – Cobalt |

| Plante | Observations | Oligo-éléments |
|---|---|---|
| **VIDE – FROID DE V ET DE R (EAU)** | | |
| *Busserole (héma-turie)* *Citron* *Fucus* *Genêt (gingivor.)* *Géranium* *Laminaires* *Pin maritime* *Vergerette du Can.* | – Hémorragie par déficit des plaquettes, des éléments figurés. <br> – Troubles de l'hématopoïèse en rapport avec l'érythropoïétine. <br> – Hématurie des cancers et lésions rénales et vésicales. | – Cuivre-Or-Argent <br> – Cobalt |

## HÉMORROÏDES

| Plante | Observations | Oligo-éléments |
|---|---|---|
| **PLÉNITUDE – CHALEUR DE VB ET DE F (BOIS)** | | |
| *Achillée* *Cyprès* *Epine vinette* *Fragon* *Gattilier* *Gui* *Hamamelis* *Hydrastis* *Marronnier d'Inde* *Mauve pourprée* *Noisetier* *Ortie blanche* *Pariétaire* *Pensée sauvage* *Prêle* *Vigne rouge* | – Terrain sympathicotonique, hyperthyroïdien, arthritique. <br> – Insuffisance circulation de retour. <br> – Varices associées. <br> – Survenue accouchement. <br> – Contexte dysménorrhée ou constipation ou dyskinésie biliaire. | – Manganèse-Cobalt <br> – Manganèse <br> – Iode <br> – Soufre <br> – Magnésium |
| **PLÉNITUDE – CHALEUR D'IG ET DE C, DE TR ET DE MC (FEU)** | | |
| *Achillée* *Gui* *Hamamelis* *Hydrastis* *Marronnier d'Inde* *Mélilot* *Noisetier* *Vigne rouge* | – Terrain neuro-arthritique. <br> – Contexte feu du cœur. <br> – Grande dystonie ; diathèse type des crises hémorroïdaires. <br> – Insuffisance d'élimination, sédentarité. | – Manganèse-Cobalt <br> – Iode <br> – Soufre |

| Plante | Observations | Oligo-éléments |
|---|---|---|
| **PLÉNITUDE – CHALEUR D'E ET DE Rt (TERRE)** | | |
| *Arnica* <br> *Cyprès* <br> *Myrtille* | – Terrain insuffisant vagal, hypopancréatique. <br> – Obésité, sujets sanguins. <br> – Etats pléthoriques digestifs, encombrement du carrefour pancréatico-duodénal. | – Manganèse-<br>  Cobalt <br> – Cobalt <br> – Soufre <br> – Magnésium <br> – ± Zinc-Nickel-<br>  Cobalt |
| **PLÉNITUDE – CHALEUR DE GI ET DE P (MÉTAL)** | | |
| *Pulmonaire+++* | – Terrain hyposthénique, vasculaire, susceptibilité colique. <br> – Colite chronique. <br> – Constipation (chaleur). <br> – Abus d'épices. | – Manganèse-<br>  Cuivre <br> – Manganèse-<br>  Cobalt <br> – Magnésium |
| **VIDE – FROID DE GI ET DE P (MÉTAL)** | | |
| *Bistorte* <br> *Chêne* <br> *Cyprès* <br> *Lierre grimpant* <br> *Marronnier d'Inde* <br> *Millepertuis* <br> *Myrte+++* | – Hyposthénie, vagotonie, colite chronique. <br> – Constipation atone par vide de GI ; personnes âgées, prolapsus des vieillards, ptose du rectum. | – Manganèse-<br>  Cuivre <br> – Cobalt <br> – Magnésium |
| **PLÉNITUDE – CHALEUR DE V ET DE R (EAU)** | | |
| *Bourse à pas-<br>  teur+++* <br> *Mauve pourprée* <br> *Mélilot* <br> *Pariétaire* <br> *Sureau noir+++* | – Hypersurrénalisme. <br> – Contexte lumbago ou torticolis aigus (étiologie chinoise classique de plénitude du méridien de la vessie) | – Manganèse-<br>  Cobalt |

## HÉPATITE
### (voir aussi congestion hépatique, ictère)

| Plante | Observations | Oligo-éléments |
|---|---|---|
| **PLÉNITUDE – CHALEUR DE VB ET DE F (BOIS)** | | |
| *Aubier de tilleul* <br> *Cassis (feuilles)* <br> *Citron* <br> *Fumeterre* <br> *Romarin* | – Constitution BOIS. <br> – Forme commune, traitement de début. <br> – Etiologie vent-chaleur atteignant en priorité le foie. | – Cuivre <br> – Soufre |

| *Plante* | *Observations* | *Oligo-éléments* |
|---|---|---|
| **PLÉNITUDE – CHALEUR D'E ET DE Rt (TERRE)** | | |
| *Aubier de tilleul* *Cassis (feuilles)* *Citron* *Fumeterre* *Géranium* | – Etiologie chaleur et humidité plus que vent, atteignant en priorité la « rate-pancréas ». <br> – Constitution TERRE surtout. | – Cuivre |

### HERPÈS

| | | |
|---|---|---|
| **VIDE – FROID DE VB ET DE F (BOIS)** | | |
| *Cyprès* *Douce amère* *Houblon* *Lavande* *Mouron rouge* *Pariétaire* *Pensée sauvage* *Pissenlit* *Plantain* *Verge d'or* | – Terrain allergique, souvent hépatique et insuffisant sympathique. <br> – Vide de sang du foie : <br> * herpès génital, cataménial périodique <br> * herpès péri-buccal <br> * herpès de la cornée (froid-chaud de foie) | – Manganèse-Cobalt <br> – Soufre <br> – Cuivre |
| **VIDE – FROID D'E ET DE Rt (TERRE)** | | |
| *Bardane* *Cannelle* *Citron* *Cyprès* *Douce amère* *Gentiane* *Houblon* *Lavande* *Levure de bière* *Mouron rouge* *Salsepareille* | – Terrain désadapté, décours d'une maladie infectieuse, de suite de couches (nué froid) ou en présence de diabète (nué chaud). | – Manganèse-Cobalt <br> – Soufre |
| **VIDE – FROID DE V ET DE R (EAU)** | | |
| *Garance* *Géranium* *Girofle* *Lavande* *Pin* *Verge d'or* | – Herpès péri-buccal, fessier, génital, rebelle. | – Cuivre-Or-Argent <br> – Manganèse-Cobalt <br> – Soufre |

| Plante | Observations | Oligo-éléments |
|--------|-------------|----------------|

### HYPERCHOLESTÉROLÉMIE

**PLÉNITUDE – CHALEUR DE VB ET DE F (BOIS)**

| Plante | Observations | Oligo-éléments |
|--------|-------------|----------------|
| *Artichaut*<br>*Chélidoine*<br>*Citron*<br>*Epine vinette*<br>*Fumeterre*<br>*Orthosiphon*<br>*Ortie piquante*<br>*Plantain*<br>*Pissenlit*<br>*Romarin*<br>*Tilleul sauv.*<br>*Vigne rouge* | – Terrain arthritique, sympathicotonique, hépatique.<br>– Troubles de l'émonctoire hépatique.<br>– Hypercholestérolémie et dyskinésie biliaire, ± migraines. | – Manganèse<br>– Soufre<br>– Manganèse-Cobalt<br>– Magnésium |

**VIDE – FROID DE VB ET DE F (BOIS)**

| Plante | Observations | Oligo-éléments |
|--------|-------------|----------------|
| *Artichaut*<br>*Chardon marie*<br>*Ginseng*<br>*Plantain* | – Terrain insuffisant sympathique, hypothyroïdien ou hyperthyroïdien et insuffisant surrénalien.<br>– Sujet frileux.<br>– L'hypothyroïdie vraie s'accompagne d'hypercholestérolémie (voir hypothyroïdie). Souvent le vide-froid de VB et de F, séquelle d'hépatopathie, est stigmatisé au contraire par une cholestérolémie basse. | – Manganèse<br>– Soufre<br>– Magnésium<br>– Phosphore |

**PLÉNITUDE – CHALEUR DE TR ET DE MC (FEU MINISTÉRIEL)**

| Plante | Observations | Oligo-éléments |
|--------|-------------|----------------|
| *Artichaut*<br>*Bouleau*<br>*Frêne*<br>*Orthosiphon*<br>*Tilleul*<br>*Tilleul sauv.*<br>*Vigne rouge* | – Terrain neuro-arthritique, dystonie et vieillissement de l'organisme.<br>– Troubles des émonctoires.<br>– Hypercholestérolémie plus ou moins associée à hyperuricémie et urémie. | – Manganèse-Cobalt<br>– Soufre<br>– Magnésium |

**PLÉNITUDE – CHALEUR D'E ET DE Rt (TERRE)**

| Plante | Observations | Oligo-éléments |
|--------|-------------|----------------|
| *Bouleau*<br>*Citron*<br>*Frêne*<br>*Fumeterre*<br>*Maïs*<br>*Tilleul* | – Terrain pléthorique, sanguin, insuffisant vagal, hypopancréatique.<br>– Hypercholestérolémie ± associée à hyperglycémie et diabète. | – Manganèse-Cobalt<br>– Zinc-Nickel-Cobalt<br>– Soufre<br>– Magnésium |

| Plante | Observations | Oligo-éléments |
|---|---|---|
| **PLÉNITUDE – CHALEUR DE GI ET DE P (MÉTAL)** | | |
| *Citron* <br> *Frêne* <br> *Tilleul* | – Terrain hyposthénique, insuffisant vagal. <br> – Troubles des métabolismes et de l'émonctoire pulmonaire et cutané. <br> – Hypercholestérolémie souvent rencontrée dans ce tableau (flegmatiques, apathiques d'âge mûr). <br> – (Plénitude du réchauffeur supérieur.) | – Manganèse-Cobalt <br> – Soufre <br> – Magnésium <br> – ± Manganèse-Cuivre |
| **PLÉNITUDE – CHALEUR DE V ET DE R (EAU)** | | |
| *Bouleau* <br> *Epine vinette* <br> *Frêne* <br> *Lespedeza* <br> *Maïs* <br> *Orthosiphon* <br> *Pissenlit* <br> *Tilleul* <br> *Verge d'or* | – Terrain hypersurrénalien, sympathico-tonique. <br> – Troubles des émonctoires rénaux. <br> – Hypercholestérolémie ± associée à hyperuricémie. | – Manganèse-Cobalt <br> – Soufre <br> – Magnésium |

## HYPERGLOBULIE

| | | |
|---|---|---|
| **PLÉNITUDE – CHALEUR DE VB ET DE F (BOIS)** | | |
| *Fumeterre* | | |
| **PLÉNITUDE – CHALEUR D'E ET DE Rt (TERRE)** | | |
| *Fumeterre* | | |

## HYPERHIDROSE
### (hypersudation)

| | | |
|---|---|---|
| **VIDE – FROID DE GI ET DE P (MÉTAL)** | | |
| *Chêne (pieds)* <br> *Noyer (mains et pieds)* <br> *Pin sylv. (pieds)* <br> *Sauge (mains)* <br> *Tussilage (pieds)* | – Terrain hyposthénique, plus ou moins arthro-infectieux. <br> – Intrication fréquente avec acrocyanose et dystonie. <br> – + usage externe. | – Manganèse-Cuivre <br> – ± Manganèse-Cobalt <br> – Iode <br> – Cobalt <br> – Phosphore |

| Plante | Observations | Oligo-éléments |
|---|---|---|
| **VIDE – FROID DE V ET DE R (EAU)** | | |
| *Noyer (mains et pieds)*<br>*Prêle*<br>*Sauge (mains)* | – Anergie.<br>– Hyposurrénalisme.<br>– + usage externe. | – Cuivre-Or-Argent |

## HYPERSURRÉNALISME
### (hypercorticosurrénalisme, hypermédullosurrénalisme)

| | | |
|---|---|---|
| **PLÉNITUDE – CHALEUR DE V ET DE R (EAU)** | | |
| *Bourrache*<br>*Bourse à pasteur*<br>*Piloselle*<br>*Verveine*<br>*Ylang Ylang* | – Hypersurrénalisme par excès de rein-yang et de vessie, c'est-à-dire de Ming Men, ou encore de maître du cœur (cf. physiologie).<br>– Corticoïdes sexuels surtout et certains hypercortisolismes fonctionnels. | – Manganèse-Cobalt<br>– Cobalt<br>– Iode |

## HYPERTENSION

| | | |
|---|---|---|
| **PLÉNITUDE – CHALEUR DE VB ET DE F (BOIS)** | | |
| *Chélidoine*<br>*Cimicifuga*<br>*Ellébore blanc*<br>*Epine vinette*<br>*Fumeterre*<br>*Gui*<br>*Mélilot*<br>*Pervenche*<br>*Tilleul sauvage du Roussillon*<br>*Valériane* | – Hypertension mal tolérée (vertiges, troubles visuels)<br>– Dysthyroïdie hyper.<br>– Labilité tensionnelle. | – Manganèse et Iode<br>puis<br>– Iode ou Brome-Iode<br>– Soufre<br>– Cuivre |
| **VIDE – FROID DE VB ET DE F (BOIS)** | | |
| *Ache*<br>*Aunée*<br>*Chardon marie*<br>*Epine vinette*<br>*Lavande* | – Insuffisant sympathique, terrain ± hyperthyroïdien, hyposurrénalien, hépatique.<br>– Congestion hépathique.<br>– Cirrhose.<br>– Gros foie.<br>– Insuffisance hépatique.<br>– Ascite. | – Manganèse et Soufre<br>– Magnésium<br>– Potassium<br>– Lithium |

| Plante | Observations | Oligo-éléments |
|---|---|---|
| **PLÉNITUDE – CHALEUR DE TR ET DE MC, D'IG ET DE C (FEU)** | | |
| *Aubépine*<br>*Bouleau*<br>*Bourrache*<br>*Cassis*<br>*Fumeterre*<br>*Lavande*<br>*Mélilot*<br>*Passiflore*<br>*Pervenche*<br>*Rauwolfia*<br>*Reine des prés*<br>*Tilleul*<br>*Tilleul sauvage*<br>*Valériane*<br>*Vigne rouge*<br>*Ylang-Ylang* | – Sujets hyperstressés, hyperémotifs. | – Manganèse et Iode<br>puis<br>– Manganèse-Cobalt<br>– Iode ou Brome-Iode<br>– Cobalt et Cuivre |
| **PLÉNITUDE – CHALEUR D'E ET DE Rt (TERRE)** | | |
| *Bouleau*<br>*Citron*<br>*Fumeterre*<br>*Maïs*<br>*Olivier*<br>*Pervenche*<br>*Prêle*<br>*Souci*<br>*Tilleul* | – Etat pléthorique.<br>– Sujets sanguins parmi les plus prédisposés. | – Manganèse et Iode<br>puis<br>– Manganèse-Cobalt<br>– Zinc-Nickel-Cobalt<br>– Cuivre |
| **PLÉNITUDE – CHALEUR DE GI ET DE P (MÉTAL)** | | |
| *Citron*<br>*Eucalyptus+++*<br>*Pervenche+++*<br>*Ylang-Ylang* | – Artériosclérose.<br>– Sujets flegmatiques, les plus prédisposés et les plus inaperçus. | – Manganèse et Iode<br>puis<br>– Manganèse-Cobalt<br>– Manganèse-Cuivre<br>– Cuivre |

| Plante | Observations | Oligo-éléments |
|---|---|---|
| **PLÉNITUDE – CHALEUR DE V ET DE R (EAU)** | | |
| *Bouleau* <br> *Bourrache* <br> *Bourse à pasteur* <br> *Bugrane* <br> *Cassis* <br> *Epine vinette* <br> *Maïs* <br> *Mélilot* <br> *Passiflore* <br> *Pervenche* <br> *Rauwolfia* <br> *Reine des prés* <br> *Valériane* | – Terrain hypersurrénalien, sympathico-tonique ; sujets autoritaires. <br> – Hypertension et troubles d'élimination urinaire. | – Manganèse-Cobalt <br> – Iode <br> – Cobalt et Cuivre |
| **VIDE – FROID DE V ET DE R (EAU)** | | |
| *Ache* <br> *Aunée+++* <br> *Bouleau (sève et bourgeons)* <br> *Cerisier* <br> *Girofle* <br> *Lavande* <br> *Livèche* <br> *Prêle* | – Terrain anergique, déficient rénal. <br> – Insuffisance cardiaque. <br> – Œdème cardio-rénaux. <br> – Insuffisance rénale chronique. <br> – Œdèmes. <br> – Ascite. | – Manganèse-Cobalt <br> avec prudence <br> – Cuivre-Or-Argent <br> – Potassium <br> – Lithium <br> – Magnésium |

### HYPERTHYROÏDIE
### (maladie de Basedow)

| Plante | Observations | Oligo-éléments |
|---|---|---|
| **PLÉNITUDE – CHALEUR DE VB ET DE F (BOIS)** | | |
| *Chou* <br> *Ellébore blanc* <br> *Lycope* <br> *Muguet* <br> *Navet* | – Sujet colérique ou nerveux pur. <br> – Irritabilité, angoisse, tremblement, amaigrissement. | – Manganèse <br> – Manganèse-Cobalt <br> – Iode <br> – Soufre <br> – Cuivre <br> – Lithium |

| Plante | Observations | Oligo-éléments |
|---|---|---|
| **PLÉNITUDE – CHALEUR DE TR ET DE MC (FEU MINISTÉRIEL)** | | |
| *Chou*<br>*Ellebore blanc*<br>*Lycope*<br>*Muguet*<br>*Navet* | – Sujet colérique ou nerveux.<br>– Evolution possible d'hyperthyroïdie par emballement hypothalamo-hypophysaire.<br>– Thermophobie+++. | – Manganèse-<br>  Cobalt<br>– Iode<br>– Soufre<br>– Cuivre<br>– Cobalt<br>– Lithium |

## HYPERURICÉMIE

| | | |
|---|---|---|
| **PLÉNITUDE – CHALEUR DE VB ET DE F (BOIS)** | | |
| *Artichaut*<br>*Epine vinette*<br>*Fragon*<br>*Fumeterre*<br>*Orthosiphon*<br>*Pissenlit*<br>*Tilleul*<br>*Verge d'or* | – Terrain arthritique, hyperthyroïdien, sympathicotonique.<br>– Hyperuricémie et plus ou moins arthrites fugaces. | – Manganèse<br>– Soufre<br>– Magnésium |
| **PLÉNITUDE – CHALEUR DE TR ET DE MC (FEU MINISTRE)** | | |
| *Artichaut*<br>*Bouleau*<br>*Frêne*<br>*Orthosiphon*<br>*Tilleul* | – Terrain neuro-arthritique.<br>– Troubles des métabolismes avec l'âge ou la dystonie.<br>– Hyperuricémie et arthritisme, plus ou moins hypercholestérolémie. | – Manganèse-<br>  Cobalt<br>– Soufre<br>– Magnésium |
| **PLÉNITUDE – CHALEUR D'E ET DE Rt (TERRE)** | | |
| *Bardane*<br>*Bouleau*<br>*Fumeterre*<br>*Maïs*<br>*Tilleul* | – Terrain pléthorique, sanguin, hypopancréatique.<br>– Hyperuricémie, arthrose, cholestérol, diabète. | – Manganèse-<br>  Cobalt<br>– Zinc-Nickel-<br>  Cobalt<br>– Magnésium |
| **PLÉNITUDE – CHALEUR DE V ET DE R (EAU)** | | |
| *Bouleau*<br>*Epine vinette*<br>*Frêne*<br>*Maïs*<br>*Orthosiphon*<br>*Pissenlit*<br>*Tilleul*<br>*Verge d'or* | – Terrain hypersurrénalien.<br>– Troubles de l'émonctoire rénal.<br>– Hyperuricémie et plus ou moins urémie.<br>– Perturbation des clearances. | – Manganèse-<br>  Cobalt<br>– Iode<br>– Soufre<br>– Magnésium |

| *Plante* | *Observations* | *Oligo-éléments* |
|---|---|---|

## HYPOSURRÉNALISME
### (hypocorticosurrénalisme, hypomédullosurrénalisme)

| | | |
|---|---|---|
| **VIDE – FROID DE MC (MING MEN)** | | |
| **Chardon marie** *(semence = adrénaline like)* | – Vide de Ming Men.<br>– Insuffisance sympathique majeure avec vide du feu (maître du cœur et cœur). | – Cuivre-Or-Argent |
| **VIDE — FROID D'E ET DE Rt (TERRE)** | | |
| **Réglisse** | – Déficit de la surrénale avec insuffisance de sécrétion d'aldostérone et du cortisol. L'abus provoque le contraire.<br>– On utilisera la réglisse dans l'hypotension et les gastralgies des vagotoniques TERRE-yin | – Zinc-Cuivre<br>– Cuivre-Or-Argent |
| **VIDE – FROID DE V ET DE R (EAU)** | | |
| **Basilic**<br>**Cassis (bourgeons)**<br>**Citron**<br>**Chêne**<br>**Eleutérocoque**<br>**Géranium**<br>**Gingembre**<br>**Ginseng**<br>**Piloselle**<br>**Pin**<br>**Romarin**<br>**Sarriette**<br>**Thym** | – Déficit de la surrénale par vide-froid de rein, épuisement du yang de rein, du Jing : frilosité, hypotension, anergie aux maladies infectieuses, impuissance, frigidité. | – Cuivre-Or-Argent |

## HYPOTENSION
### (lipothymie, syncopes par insuffisance tensionnelle)

| | | |
|---|---|---|
| **VIDE – FROID DE VB ET DE F (BOIS)** | | |
| **Angélique**<br>**Armoise**<br>**Chardon marie**<br>**Romarin** | – Terrain allergique (diathèse I) et insuffisant sympathique, antécédent fréquent d'acétonémie.<br>– Hépatisme important.<br>– SRE. hépatique défaillant (séquelle d'hépatite ou d'hépatopathie). | – Manganèse<br>– Soufre<br>– Phosphore<br>– Magnésium<br>– + ou – Cuivre-Or-Argent |

| Plante | Observations | Oligo-éléments |
|---|---|---|
| **VIDE – FROID D'IG ET DE C (FEU)** | | |
| **Angélique** **Aunée** **Chardon** **marie+++** **Digitale** **Hellebore noir** **Hellebore vert** **Sauge** | – Insuffisance sympathique marquée. – Cœur en goutte. | – Cuivre-Or- Argent – Phosphore |
| **VIDE – FROID D'E ET DE Rt (TERRE)** | | |
| **Angélique** **Sauge** | – Désadaptation hypophyso-gonadique. – Hypothyroïdisme. | – Cuivre-Or- Argent – Manganèse- Cuivre-Cobalt – + ou – Zinc- Cuivre – Phosphore |
| **VIDE – FROID DE GI ET DE P (MÉTAL)** | | |
| **Hysope** **Romarin** **Sauge** **Thym** | – Hyposthénique, hypothyroïdien. – Frileux. – Pulmonaire. | – Cuivre-Or- Argent – Manganèse- Cuivre-Cobalt – Phosphore |
| **VIDE – FROID DE V ET DE R (EAU)** | | |
| **Genêt** **Ginseng** **Hysope** **Mouron blanc** **Muguet** **Romarin** **Sauge** **Thym** | – Insuffisance surrénalienne. – + ou – lypothymie, syncope. – + ou – sueurs nocturnes. | – Cuivre-Or- Argent – Phosphore |

## HYPOTHYROÏDIE
### (myxœdème)

| Plante | Observations | Oligo-éléments |
|---|---|---|
| **VIDE – FROID D'E ET DE Rt (TERRE)** | | |
| **Aunée** **Crithme maritime** **Fucus** **Laminaires** | – Sujet TERRE, amorphe, fausse obésité. – Tégument épais et froid, langue épaisse, ralentissement intellectuel. – Myxœdème, goître global. | – Zinc-Cuivre – Aluminium |

| Plante | Observations | Oligo-éléments |
|---|---|---|
| **VIDE – FROID DE GI ET DE P (MÉTAL)** | | |
| *Algues marines*<br>*Aunée*<br>*Avoine*<br>*Cochlearia*<br>*Fucus* | – Sujet MÉTAL.<br>– Hypothyroïdie par nodule hypofixant, sujet maigre, hyperparathyroïdie, troubles du métabolisme calcique : déminéralisation osseuse, calcification rénale. | – Manganèse-Cuivre<br>– Aluminium |

## ICTÈRE
### (voir aussi congestion hépatique, hépatite virale)

| **PLÉNITUDE – CHALEUR DE VB ET DE F (BOIS)** | | |
|---|---|---|
| *Artichaut*<br>*Chélidoine*<br>*Citron*<br>*Douce amère*<br>*Epine vinette*<br>*Fragon*<br>*Fumeterre*<br>*Romarin (infectieux ou rétention)* | – Classe des ictères-yang : Constitution BOIS.<br>– Hépatite infectieuse, médicamenteuse, toxique.<br>– Ictère de la pilule (oestroprogestatifs).<br>– Ictère cholestatique de la grossesse.<br>– Ictère de la lithiase.<br>– Cirrhose biliaire primitive.<br>– Cholestase intra-hépatique récidivante. | – Manganèse<br>– Soufre<br>– Magnésium<br>Cuivre |
| **VIDE – FROID DE VB ET DE F (BOIS)** | | |
| *Citron*<br>*Cyprès*<br>*Douce amère*<br>*Estragon*<br>*Eupatoire*<br>*Germandrée*<br>*Petite centaurée*<br>*Romarin*<br>*Sauge* | – Classe des ictères-yin : Constitution BOIS<br>– Maladie de Gilbert.<br>– Syndrome de Rotor.<br>– Syndrome de Dubin-Johnson.<br>– Hépatite toxique.<br>– Hépatite persistante.<br>– Hépatite chronique active.<br>– Cancer du foie. | – Cuivre<br>– Soufre<br>– Magnésium |
| **PLÉNITUDE – CHALEUR D'E ET DE Rt (TERRE)** | | |
| *Aigremoine*<br>*Chélidoine*<br>*Fumeterre*<br>*Genévrier*<br>*Lampsane*<br>*Marrube blanc* | – Classe des ictères-yang : Constitution TERRE<br>– Hépatite virale.<br>– Poussée de pancréatite. | – Zinc-Nickel-Cobalt<br>– Nickel-Cobalt<br>– Soufre<br>– Cuivre |

| Plante | Observations | Oligo-éléments |
|---|---|---|
| **VIDE – FROID D'E ET DE Rt (TERRE)** | | |
| *Centaurée*<br>*Epine vinette*<br>*Souci* | – Classe des ictères-yin : Constitution TERRE<br>– Pancréatite chronique.<br>– Cancer de la tête du pancréas (traitement de drainage) | |
| **VIDE – FROID DE V ET DE R (EAU)** | | |
| *Chardon roland*<br>*(stress, peur)*<br>*Géranium rosat* | – Classe des ictères-yin : Constitution EAU<br>– Ictère traumatique (grande peur) surnommé « ictère noir » en médecine chinoise. | – Cuivre-Or-Argent<br>– Nickel-Cobalt<br>– Cuivre |

## ICTUS
**(spasmes artériels, apoplexie, accident vasculaire cérébral,**
*voir aussi artériosclérose)*

| | | |
|---|---|---|
| **PLÉNITUDE – CHALEUR DE VB ET DE F (BOIS)** | | |
| *Pervenche* | – Territoire vertébro-basilaire préférentiel. | – Manganèse-Cobalt<br>– Iode<br>– Cobalt<br>– Lithium<br>– Zinc |
| **PLÉNITUDE – CHALEUR DE TR ET DE MC, D'IG ET DE C (FEU)** | | |
| *Aubépine*<br>*Pervenche* | – Territoire sylvien préférentiel (C et IG) ou temporal (TR). | – Manganèse-Cobalt<br>– Cobalt<br>– Iode<br>– Lithium<br>– Zinc |
| **PLÉNITUDE – CHALEUR D'E ET DE Rt (TERRE)** | | |
| *Arnica*<br>*Pervenche* | – Etat pléthorique.<br>– Territoire carotidien. | – Manganèse-Cobalt<br>– Nickel-Cobalt<br>– Cobalt, lithium, zinc |

| Plante | Observations | Oligo-éléments |
|---|---|---|
| **PLÉNITUDE – CHALEUR DE GI ET DE P (MÉTAL)** | | |
| *Pervenche* | – Territoire carotidien. | – Manganèse-<br>  Cobalt<br>– Cobalt<br>– Lithium<br>– Zinc |

## INDIGESTION

| | | |
|---|---|---|
| **PLÉNITUDE – CHALEUR DE VB ET DE F** | | |
| *Mélisse*<br>*Oranger amer*<br>*Pensée sauvage*<br>*Tilleul* | – Embarras gastrique d'origine biliaire. | – Nickel-Cobalt<br>– Manganèse<br>– Soufre |
| **PLÉNITUDE – CHALEUR D'E ET DE Rt (TERRE)** | | |
| *Mélisse* | – Embarras gastrique par excès alimen-<br>taire. | – Zinc-Nickel-<br>  Cobalt<br>– Soufre<br>– Phosphore |

## INFECTIONS CUTANÉES
### (abcès, furoncles, anthrax, impétigo, pyodermite)

| | | |
|---|---|---|
| *Bardane*<br>*Bouleau*<br>*Bourrache*<br>*Lavande*<br>*Salsepareille*<br>*Sureau noir*<br>*Verge d'or*<br>*Ylang-Ylang* | – Abcès.<br>– Staphylococcies.<br>– Orgelets. | – Manganèse-<br>  Cobalt<br>– Cuivre |
| **PLÉNITUDE – CHALEUR D'E ET DE Rt (TERRE)** | | |
| *Aigremoine*<br>*Bardane*<br>*Bouleau*<br>*Citron*<br>*Douce amère*<br>*Eucalyptus*<br>*Fumeterre*<br>*Genévrier*<br>*Souci* | – Terrain goutteux, diabétique, plétho-<br>rique.<br>– Infections et surinfections du diabète.<br>– Furoncles, anthrax. | – Zinc-Nickel-<br>  Cobalt<br>– Manganèse-<br>  Cobalt<br>– Soufre<br>– Cuivre |

| Plante | Observations | Oligo-éléments |
|---|---|---|
| **VIDE – FROID D'E ET DE Rt (TERRE)** | | |
| *Cannelle*<br>*Cochleaire*<br>*Douce amère*<br>*Lavande*<br>*Mauve*<br>*Mouron rouge*<br>  *(mycose)*<br>*Noyer*<br>*Orme*<br>*Petite centaurée*<br>*Plantain*<br>*Sauge*<br>*Souci* | – Désadaptation.<br>– Surinfections des eczémas suintants, des leucopénies, des leucoses. | – Zinc-Cuivre<br>– Soufre<br>– Cuivre |
| **PLÉNITUDE – CHALEUR DE GI ET DE P (MÉTAL)** | | |
| *Bardane*<br>*Citron*<br>*Douce amère*<br>*Eucalyptus*<br>*Guimauve*<br>*Souci* | – Terrain insuffisant vagal, cardiovasculaire, hyperglycémique. | – Manganèse-<br>  Cuivre<br>– Soufre<br>– Cuivre |
| **VIDE – FROID DE GI ET DE P (MÉTAL)** | | |
| *Cochleaire*<br>*Douce amère*<br>*Lavande*<br>*Mouron rouge*<br>  *(mycose)*<br>*Noyer*<br>*Orme*<br>*Ortie*<br>*Pensée sauvage*<br>*Petite centaurée*<br>*Plantain*<br>*Salsepareille*<br>*Sassafras* | – Hyposthénie.<br>– Pyodermite.<br>– Staphylococcie.<br>– Pyoderma des recto-colites.<br>– Surinfection des leucopénies. | – Manganèse-<br>  Cuivre<br>– Soufre<br>– Cuivre<br>– ± Cuivre-Or-<br>  Argent |

| Plante | Observations | Oligo-éléments |
|---|---|---|
| **PLÉNITUDE – CHALEUR DE V ET DE R (EAU)** | | |
| *Bardane*<br>*Bouleau*<br>*Bourrache*<br>*Lavande*<br>*Salsepareille*<br>*Sureau noir*<br>*Verge d'or*<br>*Ylang-Ylang* | – Abcès.<br>– Staphylococcies.<br>– Orgelets. | – Manganèse-<br>Cobalt<br>– Cuivre |
| **VIDE – FROID DE V ET DE R (EAU)** | | |
| *Achillée*<br>*Genévrier*<br>*Lavande*<br>*Levure de bière*<br>*Livèche*<br>*Noyer*<br>*Pensée sauvage*<br>*Santal*<br>*Sureau noir*<br>*Thym*<br>*Verge d'or* | – Anergie.<br>– Impétigo.<br>– Abcès, furoncles, anthrax.<br>– Pyodermite.<br>– Staphylococcies.<br>– Froid et chaud – Surinfection des maladies chroniques anergisantes. | – Cuivre-Or-<br>Argent<br>– Cuivre |

## INFECTIONS GÉNITALES
### (leucorrhées, orchite, ovarite, salpyngite, métrite)

| Plante | Observations | Oligo-éléments |
|---|---|---|
| **PLÉNITUDE – CHALEUR DE VB ET DE F (BOIS)** | | |
| *Achillée (spasmes utér.)*<br>*Alchemille*<br>*Anémone puls. (orchite, ovarite)*<br>*Angélique*<br>*Epiaires (ovarite)*<br>*Lavande*<br>*Mauve pourprée (salpyng., métrite)*<br>*Ortie blanche* | – Cervicites à staphylo, strepto, gonocoques surtout. | – Cuivre (2 amp./j.)<br>– Manganèse<br>– Soufre |

| Plante | Observations | Oligo-éléments |
|---|---|---|
| **VIDE – FROID DE VB ET DE F (BOIS)** | | |
| *Lavande* | – Leucorrhées des Shan chroniques (affections du petit bassin d'origine foie). | – Manganèse<br>– Magnésium<br>– Cuivre<br>(2 amp./j.) |
| **VIDE – FROID D'IG ET DE C (FEU IMPÉRIAL)** | | |
| *Chèvrefeuille (sta-phylo)*<br>*Lavande* | – A protéus, strepto surtout (cervicites). | – Cuivre (2 amp./j.) |
| **PLÉNITUDE – CHALEUR D'E ET DE Rt (TERRE)** | | |
| *Aigremoine*<br>*Alchemille*<br>*Arnica (mycose)*<br>*Bardane (mycose)*<br>*Ellebore blanc*<br>*(mycose : usage ext.)*<br>*Genevrier*<br>*Nénuphar*<br>*(mycose : usa. ext.)*<br>*Sénéçon* | – Mycoses aggravées par la chaleur surtout.<br>– Trichomonas+++ ; pertes jaunes-rouges = concentration de la chaleur-humide ; excès de glaires yang.<br>– Candida dans sa forme chaleur (aggravation par la grossesse, le diabète, les antibiotiques). | – Cuivre (2 amp./j.)<br>– Zinc-Nickel-Cobalt |

| Plante | Observations | Oligo-éléments |
|---|---|---|
| **VIDE – FROID D'E ET DE Rt (TERRE)** | | |
| *Camomille (mycose)* <br> *Cannelle* <br> *Capucine (antibiotique)* <br> *Chardon béni (mycose)* <br> *Chêne* <br> *Cochlearia* <br> *Houblon* <br> *Hysope* <br> *Lavande* <br> *Levure de bière* <br> *Lierre terrestre* <br> *Mauve* <br> *Millepertuis* <br> *Mouron rouge (mycose, virus)* <br> *Myrte* <br> *Plantain* <br> *Sénéçon* <br> *Thym* | – Entérocoques et candida albicans surtout. <br> – Leucorrhées de la tuberculose. | – Cuivre (2 amp./j.) <br> – Manganèse-Cuivre |

| Plante | Observations | Oligo-éléments |
|---|---|---|
| **VIDE – FROID DE GI ET DE P (MÉTAL)** | | |
| *Aunée* <br> *Bistorte* <br> *Capucine (antibiotique)* <br> *Chardon béni (mycose)* <br> *Chêne* <br> *Chochlearia* <br> *Houblon* <br> *Hysope* <br> *Lavande* <br> *Levure de bière* <br> *Lierre grimpant* <br> *Lierre terrestre* <br> *Mauve* <br> *Menthe (mycose)* <br> *Millepertuis* <br> *Myrte* <br> *Orme* <br> *Pervenche* <br> *Plantain* <br> *Romarin* <br> *Sénéçon* <br> *Térébenthine* <br> *Thym* | – Entérocoques et candida albicans surtout. <br> – Leucorrhées de la tuberculose. | – Cuivre (2 amp./ j.) <br> – Manganèse-Cuivre |
| **PLÉNITUDE – CHALEUR DE V ET DE R (EAU)** | | |
| *Bourse à pasteur (métrite, gonoc.+++)* <br> *Eucalyptus* <br> *Mauve pourprée (salpyng., métrite)* | – Strepto, staphylo, gonocoques : (cervicites). | – Cuivre (2 amp./ j.) |

| Plante | Observations | Oligo-éléments |
|---|---|---|
| **VIDE – FROID DE V ET DE R (EAU)** | | |
| *Bruyère*<br>*Busserole*<br>*Chardon roland*<br>*(mycose)*<br>*Chèvrefeuille (sta-phylo)*<br>*Eglantier*<br>*Eucalyptus*<br>*Garance (mycose)*<br>*Géranium (strepto)*<br>*Hysope*<br>*Lavande*<br>*Mouron rouge*<br>*(mycose, virus)*<br>*Sarriette (mycose)*<br>*Térébenthine*<br>*Thym*<br>*Vergerette du*<br>*Canada* | – A protéus, strepto surtout (cervicites) et mycose aggravée par le froid. | – Cuivre (2 amp./ j.) |

## INFECTION INTESTINALE
### (voir aussi parasitose intestinale, diarrhées)

| Plante | Observations | Oligo-éléments |
|---|---|---|
| **PLÉNITUDE – CHALEUR D'IG ET DE C (FEU IMPÉRIAL)** | | |
| *Marjolaine (virus)*<br>*Mélisse*<br>*Niaouli*<br>*Ylang-Ylang* | – Diathèse dystonique.<br>– Atteinte par la chaleur pure (hyper-thermie).<br>– Staphylococcies surtout. | – Cuivre |
| **VIDE – FROID D'IG ET DE C (FEU IMPÉRIAL)** | | |
| *Aunée (virus)*<br>*Citron (thyphoïde)*<br>*Giroflée (virus)*<br>*Thym* | – Insuffisance sympathique, anergie chez les sujets FEU-yin.<br>– Salmonelloses.<br>– Shigelloses.<br>– Typhoïde.<br>– Entérites virales. | – Cuivre<br>– ± Cuivre-Or-Argent |

| Plante | Observations | Oligo-éléments |
|---|---|---|
| **PLÉNITUDE – CHALEUR D'E ET DE Rt (TERRE)** | | |
| *Aigremoine (virus)*<br>*Arnica (mycose)*<br>*Bardane (mycose)*<br>*Douce amère*<br>*Mélisse (virus)*<br>*Myrtille*<br>*(coli+++)*<br>*Reine des prés* | – Terrain hypopancréatique, pléthorique.<br>– Entérite fongique surtout (chaleur-humidité).<br>– Entérites virales.<br>– Colibacillose. | – Cuivre<br>– Zinc-Nickel-Cobalt |
| **VIDE – FROID D'E ET DE Rt (TERRE)** | | |
| *Aunée (dermato-phyles, virus)*<br>*Camomille*<br>*Cannelle (mycose)*<br>*Chardon béni (mycose)*<br>*Citron*<br>*Coriandre*<br>*Epine vinette*<br>*Estragon*<br>*Eucalyptus*<br>*Germandrée*<br>*Lavande*<br>*Levure de bière*<br>*Menthe (mycose, virus)*<br>*Ményanthe*<br>*Millepertuis*<br>*Mouron rouge (mycose)*<br>*Myrte*<br>*Sarriette (virus)*<br>*Souci (mycose, virus)*<br>*Thym (virus)* | – Désadaptation hypophyso-gonadique, vagotonie.<br>– Mycose par humidité, humidité froide.<br>– Entérites virales.<br>– Typhoïde.<br>– Entérites fongiques des hémopathies. | – Cuivre<br>– Manganèse-Cuivre |
| **PLÉNITUDE – CHALEUR DE GI ET DE P (MÉTAL)** | | |
| *Aigremoine (mycose)*<br>*Douce amère*<br>*Niaouli*<br>*Thym (virus)*<br>*Ylang Ylang* | – Terrain hyposthénique, vasculaire, colitique.<br>– Entérites fongiques.<br>– Streptoccoques. | – Cuivre |

| Plante | Observations | Oligo-éléments |
|---|---|---|
| **VIDE – FROID DE GI ET DE P (MÉTAL)** | | |
| *Aunée (dermatho-phyles, virus)* <br> *Cajeput* <br> *Capucine (coli)* <br> *Chardon béni (mycose)* <br> *Eucalyptus (coli)* <br> *Hysope (virus)* <br> *Menthe (mycose, virus)* <br> *Millepertuis* <br> *Myrte* <br> *Niaouli* <br> *Sarriette (virus, mycose)* <br> *Souci (virus)* <br> *Thym (typhoïde, mycose, virus)* | – Terrain hyposthénique, vagotonique, colitique chronique, sujet de choix de ce type d'infections. <br> – Entérites virales. <br> – Mycose (eau-humidité) <br> – Colibacillose (chronique) | – Cuivre <br> – Manganèse-Cuivre <br> – ± Cuivre-Or-Argent |
| **PLÉNITUDE – CHALEUR DE V ET DE R (EAU)** | | |
| *Busserole* <br> *Myrtille (coli+++)* <br> *Reine des prés (mycose)* <br> *Ylang Ylang* | – Terrain hypersurrénalien, sympathico-tonique. <br> – Staphylococcie. <br> – Colibacilles. <br> – Mycose (chaleur-humidité). | – Cuivre <br> – Cobalt |
| **VIDE – FROID DE V ET DE R (EAU)** | | |
| *Aunée (virus)* <br> *Busserole* <br> *Cajeput (virus)* <br> *Chardon roland (mycose)* <br> *Chèvrefeuille (coli, staphylo)* <br> *Garance (mycose)* <br> *Hysope (virus)* <br> *Mouron rouge (mycose, virus)* <br> *Santal* <br> *Sarriette (virus)* <br> *Thym* | – Terrain anergique, hyposurrénalien, terrain de choix des surinfections ou infections chroniques. <br> – Entérites virales. <br> – Entérites mycosiques. <br> – Typhoïde. <br> – Colibacilloses chroniques. | – Cuivre <br> – Cuivre-Or-Argent |

| Plante | Observations | Oligo-éléments |
|--------|--------------|----------------|

## INFECTION URINAIRE
### (voir aussi colibacillose)

| PLÉNITUDE – CHALEUR DE VB ET DE F (BOIS) | | |
|------------------------------------------|---|---|
| *Artichaut*<br>*Boldo*<br>*Citron*<br>*Estragon*<br>*Laurier blanc*<br>  *(cystite)*<br>*Marjolaine*<br>*Mauve pourprée*<br>  *(urétrite)*<br>*Orthosiphon*<br>*Pariétaire*<br>*Reine des prés*<br>*Térébenthine* | – Terrain sympathicotonique, hyperthy-roïdien.<br>– Cystites surtout (colibacille). | – Cuivre |

| PLÉNITUDE – CHALEUR D'IG ET DE C, DE TR ET DE MC (FEU) | | |
|-------------------------------------------------------|---|---|
| *Epine vinette*<br>*Lavande*<br>*Marjolaine*<br>*Marrube blanc*<br>*Mauve pourprée*<br>  *(urétrite)*<br>*Nénuphar (pyélo-*<br>  *néphrite)*<br>*Orthosiphon* | – Terrain dystonique.<br>– Cystites surtout (colibacille). | – Cuivre |

| VIDE – FROID D'IG ET DE C, DE TR ET DE MC (FEU) | | |
|-------------------------------------------------|---|---|
| *Chèvrefeuille (sta-*<br>  *phylo, coli)*<br>*Lavande*<br>*Sauge* | – Terrain insuffisant sympathique, hypo-pituitaire, anergie réactionnelle.<br>– Coli, gram –, virus, klebsielle. | – Cuivre-Or-<br>  Argent<br>– Cuivre |

| Plante | Observations | Oligo-éléments |
|---|---|---|
| **PLÉNITUDE – CHALEUR D'E ET DE Rt (TERRE)** | | |
| *Aigremoine*<br>*Bourrache*<br>*Eucalyptus*<br>*Genévrier*<br>*Guimauve*<br>*Mélisse*<br>*Myrtille*<br>*Niaouli*<br>*Ronce*<br>*Térébenthine* | – Terrain pléthorique, insuffisant vagal, diabétique ou prédiabétique.<br>– Colibacille, candida, gram +. | – Cuivre |
| **VIDE – FROID D'E ET DE Rt (TERRE)** | | |
| *Bistorte*<br>*Cannelle*<br>*Coriandre*<br>*Eucalyptus*<br>*Fenouil*<br>*Géranium*<br>*Lavande*<br>*Lierre terrestre*<br>*Millepertuis*<br>*Pin*<br>*Plantain*<br>*Sarriette*<br>*Sauge*<br>*Thym* | – Désadaptation hypophyso-gonadique.<br>– Cystites, néphrites (colibacille, gram –, virus, B.K.) | – Cuivre |
| **PLÉNITUDE – CHALEUR DE GI ET DE P (MÉTAL)** | | |
| *Aigremoine*<br>*Bourrache*<br>*Eucalyptus*<br>*Guimauve (uré-trite)*<br>*Marrube blanc*<br>*Nénuphar (cystite)*<br>*Niaouli*<br>*Pin*<br>*Térébenthine* | – Terrain hyposthénique, ± hyperglycémique.<br>– Cystites à colibacille surtout, gram –.<br>– Symptôme chaleur : fièvre à 40°, pyurie. | – Cuivre<br>– Manganèse-Cuivre |

| Plante | Observations | Oligo-éléments |
|---|---|---|
| VIDE – FROID DE GI ET DE P (MÉTAL) | | |
| *Bistorte (urétrite)* <br> *Cajeput (urétrite)* <br> *Capucine* <br> *Coriandre* <br> *Eucalyptus* <br> *Fenouil* <br> *Gingembre* <br> *Lavande* <br> *Lierre terrestre* <br> *Millepertuis (cys-* <br> *tite)* <br> *Myrte* <br> *Niaouli (urétrite)* <br> *Pin sylv.* <br> *Plantain (pyélo-* <br> *nép.)* <br> *Sarriette* <br> *Sassafras (urétrite)* <br> *Sauge* <br> *Thym* <br> *Tussilage* | – Terrain hyposthénique, lymphatique, colitique chronique, constipation. <br> – Colibacillose chronique surtout. | – Cuivre <br> – Manganèse-Cuivre |

| Plante | Observations | Oligo-éléments |
|--------|--------------|----------------|
| PLÉNITUDE – CHALEUR DE V ET DE R (EAU) | | |
| *Bourrache (pyélon.)* *Bruyère (pyélon. cystite)* *Busserole (pyélon. cystite, métrite)* *Cassis* *Epine vinette* *Eucalyptus* *Genévrier* *Lavande (cystite)* *Marrube blanc* *Mauve pourprée* *Mélilot (urétrite+++)* *Mouron blanc* *Myrte* *Myrtille* *Nénuphar (pyélon. cystite)* *Orthosiphon (cystite)* *Pariétaire* *Santal* *Sassafras* *Sureau (pyélon.)* *Térébenthine (pyélon.)* *Thuya* *Verge d'or* | – Terrain hypersurrénalien, sympathicotonique, troubles de l'élimination urinaire. <br>– Cystites, urétrites, pyélites à réaction inflammatoire et douloureuse majeures, pyurie, rétention d'urine, hyperthermie, soif, coli, gram +. | – Cuivre |

| Plante | Observations | Oligo-éléments |
|---|---|---|
| **VIDE – FROID DE V ET DE R (EAU)** | | |
| *Aunée (pyélon.)*<br>*Bistorte*<br>*Bruyère (pyélon.)*<br>*Busserole*<br>*Cajepupt (gram +)*<br>*Cassis*<br>*Cerisier (pyélon ; cystite)*<br>*Chèvrefeuille*<br>*Eucalyptus*<br>*Fenouil*<br>*Framboisier (pyélon.)*<br>*Genévrier*<br>*Géranium*<br>*Gingembre*<br>*Lavande*<br>*Livèche (pyélon. cystite)*<br>*Myrte (cystite)*<br>*Niaouli*<br>*Ortie piquante (pyélon.)*<br>*Pin (pyélite)*<br>*Plantain (pyélon.)*<br>*Prêle (cystite)*<br>*Santal*<br>*Sarriette*<br>*Sassafras (urétrite)*<br>*Sauge*<br>*Sureau*<br>*Térébenthine (pyélon., urétrite)*<br>*Thuya*<br>*Thym*<br>*Verge d'or (pyélon. cystite)*<br>*Vergerette (pyélon.)* | – Terrain anergique, hyposurrénalien, déficient rénal : diathèse la plus exposée.<br>– Infections urinaires « constitutionnelles » récidivantes, chroniques, lombalgies, hypotension, albuminurie basse ou au contraire élevée, potassium bas.<br>– Cystites, urétrites, pyélonéphrites aiguës, chroniques (coli, klebsielles, proteus+++, mais aussi gram +, B.K.). | – Cuivre<br>– Cuivre-Or-Argent |

| *Plante* | *Observations* | *Oligo-éléments* |
|---|---|---|

**INSOMNIE**

**PLÉNITUDE – CHALEUR DE VB ET DE F (BOIS)**

| *Plante* | *Observations* | *Oligo-éléments* |
|---|---|---|
| *Alchemille* <br> *Anémone puls.* <br> *Aubépine* <br> *Ballote* <br> *Boldo* <br> *Fumeterre* <br> *Gattilier* <br> *Lavande* <br> *Marjolaine* <br> *Mélilot* <br> *Mélisse* <br> *Nénuphar* <br> *Oranger amer* <br> *Passiflore* <br> *Saule blanc* <br> *Tilleul* <br> *Valériane* | – Terrain sympathicotonique, hyperthy-roïdien, agressif, anxieux. <br> – Insomnie d'endormissement (projets, préoccupations, angoisses). | – Manganèse <br> – Soufre <br> – Aluminium |

**VIDE – FROID DE VB ET DE F (BOIS)**

| *Plante* | *Observations* | *Oligo-éléments* |
|---|---|---|
| *Ache* <br> *Armoise* <br> *Houblon* | – Terrain insuffisant sympathique, hyper-thyroïdien, insuffisant surrénalien. <br> – Insomnie d'endormissement et réveils fréquents (inhibition, angoisse, phobie sous-jacentes) | – Manganèse <br> – Soufre <br> – Cuivre-Or-Argent <br> – Aluminium |

**PLÉNITUDE – CHALEUR D'IG ET DE C, DE TR ET DE MC (FEU)**

| *Plante* | *Observations* | *Oligo-éléments* |
|---|---|---|
| *Aubépine* <br> *Gattilier* <br> *Lavande* <br> *Lotier corniculé* <br> *Marjolaine* <br> *Mélilot* <br> *Mélisse* <br> *Nénuphar* <br> *Oranger amer* <br> *Passiflore* <br> *Saule blanc* <br> *Tilleul* <br> *Valériane* | – Terrain sympathicotonique, dysto-nique, hyperpituitaire. <br> – Insomnie d'endormissement, excitation toute la nuit, se lève aussi fatigué que se couche. | – Manganèse-Cobalt <br> – Iode <br> – Soufre <br> – Aluminium |

| Plante | Observations | Oligo-éléments |
|---|---|---|
| **PLÉNITUDE – CHALEUR D'E ET DE Rt (TERRE)** | | |
| *Alchemille*<br>*Fumeterre*<br>*Mélisse*<br>*Tilleul*<br>*Verveine* | – Terrain insuffisant vagal, hypopancréatique.<br>– S'endort tard, se réveille très tard.<br>– Insomnie d'endormissement ou plusieurs fois dans la nuit. Se lève pour manger et se rendort.<br>– Insomnie totale (manie) | – Zinc-Nickel-Cobalt<br>– Manganèse-Cobalt<br>– Aluminium<br>– Lithium |
| **VIDE – FROID D'E ET DE Rt (TERRE)** | | |
| *Camomille+++*<br>*Chardon béni*<br>*Houblon*<br>*Millepertuis*<br>*Thym* | – Terrain vagotonique, désadapté.<br>– S'endort normalement, se réveille très tard ; insomnie de toute la nuit ou de l'aube (3 h du matin). Se rendort à 5 h ou 6 h, se réveille tard (10 h à midi) (obsessions). | – Manganèse-Cuivre<br>– ± Zinc-Cuivre<br>– Aluminium |
| **PLÉNITUDE – CHALEUR DE GI ET DE P (MÉTAL)** | | |
| *Coquelicot*<br>*Guimauve* | – Terrain insuffisant vagal, hyposthénique.<br>– S'endort tôt, se réveille tôt. Insomnie de l'aube (3 h du matin) (projets, préoccupations). | – Manganèse-Cuivre<br>– Aluminium |
| **VIDE – FROID DE GI ET DE P (MÉTAL)** | | |
| *Algues marines*<br>*Avoine (± anorexie ment.)*<br>*Chardon béni*<br>*Thym* | – Terrain vagotonique, hyposthénique.<br>– S'endort tôt, se réveille tôt. Insomnie de l'aube (3 h du matin) (obsessions, dépression). | – Manganèse-Cuivre<br>– Aluminium<br>– Lithium |
| **PLÉNITUDE – CHALEUR DE V ET DE R (EAU)** | | |
| *Bourse à pasteur*<br>*Lavande*<br>*Mélilot*<br>*Nénuphar*<br>*Passiflore*<br>*Saule blanc*<br>*Valériane* | – Terrain sympathicotonique, hypersurrénalien, excès constitutionnel des amines biogènes (amines de réveil).<br>– S'endort tard, se réveille tôt. Insomnie constitutionnelle, sommeil court : 4 à 6 heures par nuit.<br>– Aggravation et fatigue en perdant seulement 1/2 h ou 1 heure de sommeil par nuit. | – Manganèse-Cobalt<br>– Aluminium |

| *Plante* | *Observations* | *Oligo-éléments* |
|---|---|---|
| **VIDE – FROID DE V ET DE R (EAU)** | | |
| *Ache* *Chardon roland* *Fenouil+++* *Lavande* *Thym+++* | – Terrain vagotonique, hyposurrénalien. – S'endort tôt, se réveille tôt. Insomnie d'endormissement, ou de réveil trop tôt, ou de réveil plusieurs fois par nuit. | – Cuivre-Or-Argent – Aluminium |

## INSUFFISANCE CAPILLAIRE

| | | |
|---|---|---|
| **PLÉNITUDE – CHALEUR D'E ET DE Rt (TERRE)** | | |
| *Citron* *Marron d'Inde* *Millepertuis* *Myrtille* | – Désadaptation hypophyso-pancréatique. – Pathologie du Lo de rate d'étiologie chaleur-humidité : vergetures, peau marbrée, chaude. | – Zinc-Nickel-Cobalt – Cobalt – Manganèse-Cobalt |
| **VIDE – FROID D'E ET DE Rt (TERRE)** | | |
| *Citron* *Marron d'Inde* *Millepertuis* *Myrtille* | – Désadaptation hypophyso-gonadique. – Pathologie du Lo de rate d'étiologie eau-humidité : vergetures, peau marbrée, froide. | – Zinc-Cuivre – Fluor – Cobalt – Cuivre-Or-Argent |
| **PLÉNITUDE – CHALEUR DE GI ET DE P (MÉTAL)** | | |
| *Millepertuis* | – Terrain vasculaire du Yang-Ming MÉTAL-flegmatique. – Congestion de la face et du nez, marbrures, peau chaude. | – Manganèse-Cobalt – Cobalt |

## INSUFFISANCE CARDIAQUE

| | | |
|---|---|---|
| **PLÉNITUDE – CHALEUR DE VB ET DE F (BOIS)** Voir Artériosclérose BOIS | | |
| **VIDE – FROID DE VB ET DE F (BOIS)** | | |
| *Angélique* *Chardon marie* *Mouron rouge* | – Insuffisance sympathique, souffrance hépatique. – Insuffisance cardiaque droite surtout. | – Phosphore |
| **PLÉNITUDE – CHALEUR D'IG ET DE C, DE TR ET DE MC (FEU)** Voir Artériosclérose FEU | | |

| Plante | Observations | Oligo-éléments |
|---|---|---|
| **VIDE – FROID D'IG ET DE C, DE TR ET DE MC (FEU)** | | |
| *Adonis*<br>*Angélique*<br>*Bouleau (sève et bourgeons)*<br>*Cactus*<br>*Cerisier*<br>*Chardon marie*<br>*Digitale*<br>*Epine vinette*<br>*Genêt*<br>*Ginseng*<br>*Giroflée*<br>*Laurier rose*<br>*Lavande*<br>*Levure de bière*<br>*Livèche*<br>*Mouron blanc*<br>*Muguet* | – Insuffisance cardiaque « yin » des insuffisants sympathiques, insuffisants surrénaliens, et rétrécissement mitral. Voir aussi bradychardie.<br>– Etiologie vide de Qi du cœur. | – Phosphore |
| **VIDE – FROID D'E ET DE Rt (TERRE)** | | |
| *Angélique*<br>*Anis vert*<br>*Noyer*<br>*Quinquina*<br>*Romarin*<br>*Sauge* | – Cardiopathie consécutive à une parasitose ou maladie infectieuse, du S.R.E. au long cours (paludisme, collagénose...). | – Cuivre<br>– Phosphore |
| **VIDE – FROID DE GI ET DE P (MÉTAL)** | | |
| *Angélique*<br>*Anis vert*<br>*Noyer*<br>*Quinquina*<br>*Romarin*<br>*Sauge* | – Sujet lymphatique.<br>– Insuffisance immunitaire (vide de sang). | – Cuivre<br>– Phosphore |
| **PLÉNITUDE – CHALEUR DE V ET DE R (EAU)**<br>Voir Artériosclérose EAU | | |

| Plante | Observations | Oligo-éléments |
|--------|-------------|----------------|
| **VIDE – FROID DE V ET DE R (EAU)** | | |
| *Chardon roland*<br>*Genêt*<br>*Ginseng*<br>*Lavande*<br>*Livèche*<br>*Mouron blanc*<br>*Muguet*<br>*Prêle*<br>*Romarin* | – Idem vide de FEU.<br>– Etiologie vide de Ming Men ou rein-yang. | – Phosphore |

## INSUFFISANCE DE LAIT
### (hypogalactie)

| VIDE – FROID D'IG ET DE C (FEU IMPÉRIAL) | | |
|------------------------------------------|--|--|
| *Anis vert*<br>*Badiane*<br>*Carvi*<br>*Fenouil*<br>*Galéga*<br>*Levure de bière*<br>*Verveine* | – Femmes minces, asthéniques, hypo-hypophysaires, à petite poitrine. | |
| **VIDE – FROID D'E ET DE Rt (TERRE)** | | |
| *Anis vert*<br>*Badiane*<br>*Carvi*<br>*Fenouil*<br>*Galéga*<br>*Levure de bière*<br>*Verveine* | – Femmes fortes mais frileuses à poitrine normale ou opulente, mais paradoxalement hyposecrétante. | |
| **VIDE – FROID DE GI ET DE P (MÉTAL)** | | |
| *Anis vert*<br>*Badiane*<br>*Carvi*<br>*Fenouil*<br>*Galéga*<br>*Levure de bière*<br>*Verveine* | – Femmes rachitiques, maigres, lymphatiques à petite poitrine. | |

| Plante | Observations | Oligo-éléments |
|---|---|---|
| **VIDE – FROID DE V ET DE R (EAU)** | | |
| *Anis vert*<br>*Badiane*<br>*Carvi*<br>*Fenouil*<br>*Galéga*<br>*Levure de bière*<br>*Verveine* | – Femmes maigres, hyposurrénaliennes, asthéniques, à petite poitrine. | |

## INSUFFISANCE DE LA LIBIDO
### (frigidité, impuissance, manque d'appétit sexuel)

| Plante | Observations | Oligo-éléments |
|---|---|---|
| **PLÉNITUDE — CHALEUR DE VB ET DE F (BOIS)** | | |
| *Angélique*<br>*Gattilier*<br>*Ylang Ylang* | – Troubles de l'érection, de l'orgasme, par hyperexcitabilité, hyperthyroïdisme, hypernervosisme, irritabilité.<br>– Contexte : Don juanisme, hystérie. | – Manganèse<br>– Manganèse-Cobalt |
| **VIDE – FROID DE VB ET DE F (BOIS)** | | |
| *Chardon marie*<br>*Ginseng*<br>*Menthe* | – Troubles de la libido consécutifs à une insuffisance hépatique profonde avec insuffisance sympathique. | – Manganèse<br>– Magnésium |
| **PLÉNITUDE – CHALEUR D'IG ET DE C, DE TR ET DE MC (FEU)** | | |
| *Gattilier*<br>*Ylang Ylang* | – Troubles de l'érection ou de l'orgasme par hyperexcitation. | – Manganèse-Cobalt |
| **VIDE – FROID D'IG ET DE C, DE TR ET DE MC (FEU)** | | |
| *Chèvrefeuille*<br>*Ginseng* | – Hypogénitalisme par hypopituitarisme global et insuffisance sympathique. | – Cuivre-Or-Argent |
| **VIDE – FROID D'E ET DE Rt (TERRE)** | | |
| *Anis vert*<br>*Cannelle*<br>*Carvi*<br>*Fenouil*<br>*Fénugrec*<br>*Fucus*<br>*Gingembre*<br>*Ginseng*<br>*Laminaires*<br>*Menthe*<br>*Sarriette* | – Troubles sexuels par désadaptation hypophysogonadique, hypothyroïdie.<br>– Contexte : obésité et frilosité ou maigreur, convalescence longue maladie, atteintes immunitaires. | – Zinc-Cuivre |

| Plante | Observations | Oligo-éléments |
|---|---|---|
| **VIDE – FROID DE GI ET DE P (MÉTAL)** | | |
| *Fénugrec*<br>*Fucus*<br>*Gingembre*<br>*Laminaires*<br>*Menthe*<br>*Sarriette* | – Troubles sexuels et hyposthénie par hypopituitarisme, hypothyroïdie.<br>– Contexte : maigreur, frilosité, obsession de la propreté, convalescence, tuberculose, longue maladie. | – Manganèse-<br>Cuivre |
| **VIDE – FROID DE V ET DE R (EAU)** | | |
| *Chardon roland*<br>*Chèvrefeuille*<br>*Eglantier*<br>*Fenouil*<br>*Fucus*<br>*Gingembre*<br>*Ginseng*<br>*Girofle*<br>*Laminaires*<br>*Pin*<br>*Romarin*<br>*Santal*<br>*Sarriette* | – Troubles de l'érection, impuissance, frigidité, par hypogénitalisme, hyposurrénalisme, insuffisance sympathique.<br>– Contexte : frileux, cérébral, platonique, sentimental, libido faible ; convalescence, longue maladie. | – Cuivre-Or-<br>Argent |

| *Plante* | *Observations* | *Oligo-éléments* |
|---|---|---|

### INSUFFISANCE GLANDULAIRE
### (insuffisance hypophysaire, hypopituitarisme)

| | | |
|---|---|---|
| **VIDE – FROID D'IG ET DE C, DE TR ET DE MC (FEU)** | | |
| *Angélique*<br>*Aunée*<br>*Crithme maritime*<br>*Fucus*<br>*Ginseng*<br>*Laminaires*<br>*Sauge* | – Sujet FEU, hypopituitarisme global (vide de Qi du cœur).<br>– Terrain insuffisant sympathique. | – Cuivre-Or-Argent<br>– Zinc-Cuivre<br>– Aluminium |
| **VIDE – FROID D'E ET DE Rt (TERRE)** | | |
| *Aunée*<br>*Bistorte*<br>*Crithme maritime*<br>*Fucus*<br>*Gentiane*<br>*Laminaires*<br>*Lavande*<br>*Lierre grimpant*<br>*Sauge*<br>*Souci* | – Sujet TERRE, frileux, insuffisance d'activité hypophysaire, gonadique, thyroïdienne (vide de Qi de rate).<br>– Terrain vagotonique. | – Zinc-Cuivre<br>– Aluminium<br>– Zinc |
| **VIDE – FROID DE GI ET DE P (MÉTAL)** | | |
| *Aunée*<br>*Gentiane*<br>*Lierre grimpant*<br>*Plantain*<br>*Rhubarbe*<br>*Sarriette*<br>*Sauge* | – Sujet MÉTAL, frileux, insuffisance d'activité hypophysaire, gonadique, thyroïdienne (vide de sang).<br>– Terrain vagotonique. | – Manganèse-Cuivre<br>– Zinc-Cuivre<br>– Aluminium<br>– Zinc |

| Plante | Observations | Oligo-éléments |

### INSUFFISANCE IMMUNITAIRE
(déficit immun., maladies auto-immunes, collagénoses : dermatomyosite, lupus érythématheux disséminé, périartérite noueuse, sclérodermie généralisée, hémopathies, syndromes para-néoplasiques, syndrome néphrotique pur, amylose, stéatose, anergie, convalescence, splénomégalies, froid et chaud, nué froid, nué chaud, froid-chaud)

**FROID ET CHAUD DE F**

| Plante | Observations | Oligo-éléments |
| --- | --- | --- |
| *Anémone hépatique (collagénose, amyotrophie, dégén. médullaire)* | – Froid-et-chaud.<br>– Insuffisance de la cellule hépatique.<br>– Insuffisance sympathique et du SRE hépatique : stéatose, amylose hépatique, hépatite chronique active, collagénose, neuropathies.<br>– Anergie post-hépatitique.<br>– Hépatomégalie dominante. | – Cuivre<br>– Soufre<br>– Magnésium<br>– Cuivre-Or-Argent |
| *Angélique* | | |
| *Artichaut* | | |
| *Aunée (stéatose, amylose, dégén. du foie)* | | |
| *Cassis* | | |
| *Centaurée* | | |
| *Chardon marie* | | |
| *Citron* | | |
| *Cyprès* | | |
| *Douce amère* | | |
| *Epine vinette* | | |
| *Estragon* | | |
| *Germandrée* | | |
| *Ginseng* | | |
| *Houblon* | | |
| *Lavande* | | |
| *Mouron rouge* ' | | |
| *Menthe (neuropathie des froid-et-chaud)* | | |
| *Romarin* | | |
| *Sauge* | | |

| Plante | Observations | Oligo-éléments |
|---|---|---|
| VIDE – FROID D'IG ET DE C (FEU) | | |
| *Achillée*<br>*Algues marines*<br>*Angélique*<br>*Aunée*<br>*Fucus*<br>*Ginseng*<br>*Quinquina rouge*<br>*Romarin* | – Insuffisance sympathique et hypopitui-tarisme.<br>– Froid-et-chaud de cœur, nué, weï de cœur : collagénoses, anergie. | – Cuivre-Or-Argent<br>– Magnésium |

*(voir suite page suivante)*

| Plante | Observations | Oligo-éléments |
|---|---|---|
| VIDE – FROID D'E ET DE Rt (TERRE) | | |
| *Aunée*<br>*Bistorte*<br>*Camomille (±*<br>*neuropathie)*<br>*Cannelle*<br>*Cassis*<br>*Centaurée*<br>*Chardon béni (±*<br>*neuropathie)*<br>*Chêne*<br>*Citron*<br>*Cochlearia (colla-*<br>*gén., neuropat.)*<br>*Cyprès*<br>*Douce amère*<br>*Epine vinette*<br>*(écorce)*<br>*Fucus (v. lami-*<br>*naires)*<br>*Gentiane*<br>*Germandrée*<br>*Gingembre*<br>*Ginseng*<br>*Houblon*<br>*Hysope*<br>*Laminaires (col-*<br>*lag., neuropat.)*<br>*Ményanthe*<br>*Millepertuis (neu-*<br>*rop. périphé-*<br>*rique, affect.*<br>*médullaires)*<br>*Noyer*<br>*Plantain*<br>*Quinquina*<br>*Sauge*<br>*Thuya* | – Sujet amorphe, hypothyroïdien, défi-cient immunitaire.<br>– Froid-et-chaud de rate, nué de rate, weï de rate.<br>– Tous déficits immunitaires, maladies auto-immunes, collagénoses : derma-tomyosite, lupus érythématheux dis-séminé, périartérite noueuse, sclérodermie généralisée.<br>– Syndromes néphrotiques (voir aussi vide de V et de R et insuffisance rénale).<br>– Hémopathies, syndromes paranéopla-siques avec splénomégalie.<br>– Déficience immunitaire du mongo-lisme.<br>– Accidents sériques.<br>– Anergie post-infectieuse, post-vacci-nale. | – Cuivre-Or-Argent<br>– Manganèse-Cuivre<br>– Magnésium |

| Plante | Observations | Oligo-éléments |
|---|---|---|
| **VIDE – FROID DE GI ET DE P (MÉTAL)** | | |
| *Aunée*<br>*Bistorte*<br>*Cannelle*<br>*Capucine*<br>*Centaurée*<br>*Chardon béni (±*<br>  *neuropathies)*<br>*Chêne*<br>*Citron*<br>*Cochlearia (col-*<br>  *lag., neuropa-*<br>  *thies)*<br>*Cyprès (cancer)*<br>*Douce amère*<br>*Fucus (collag.,*<br>  *neuropathies)*<br>*Gentiane*<br>*Germandrée*<br>*Gingembre*<br>*Ginseng*<br>*Houblon*<br>*Hysope*<br>*Laminaires (v.*<br>  *fucus)*<br>*Menthe (neurop.)*<br>*Noyer*<br>*Pensée sauvage*<br>*Prêle (sarcoïdose,*<br>  *malad. de l'au-*<br>  *tomne)*<br>*Sarriette*<br>*Sauge*<br>*Térébenthine (col-*<br>  *lag., maladies*<br>  *de l'automne)* | – Lymphatisme, maigreur, déficit immunitaire.<br>– Sujet tuberculeux ou tuberculinique.<br>– Froid-et-chaud de poumon, nué de poumon, weï de poumon avec adénopathies multiples, adénites.<br>– Mêmes étiologies que vide-froid de rate : maladies auto-immunes, neuropathies, syndromes paranéoplasiques, collagénoses surtout.<br>– Séquelles tuberculeuses.<br>– Pneumopathies immuno-allergiques. | – Cuivre-Or-<br>  Argent<br>– Manganèse-<br>  Cuivre<br>– Magnésium |

| Plante | Observations | Oligo-éléments |
|---|---|---|
| **VIDE – FROID DE V ET DE R (EAU)** | | |
| *Achillée (auto-immunes rénales, amy-lose)* <br> *Algues marines* <br> *Aunée* <br> *Bistorte (synd. néphr. pur)* <br> *Chardon roland* <br> *Citron* <br> *Fucus* <br> *Ginseng* <br> *Girofle+++ (col-lag., lupus, cancer, anergie)* <br> *Noyer* <br> *Prêle* <br> *Sauge* <br> *Thuya* <br> *Thym* <br> *Verge d'or* | – Sujet insuffisant surrénalien ou rénal, frileux, chétif. <br> – Insuffisance immunitaire d'origine médullaire ou par hyposurrénalisme. <br> – Amylose rénale. <br> – Syndromes néphrotiques (voir aussi TERRE-yin et insuffisance rénale). <br> – Collagénoses. <br> – Anergie post-infectieuse. | – Cuivre-Or-Argent <br> – Zinc-Cuivre <br> – Cuivre <br> – Magnésium |

## INSUFFISANCE RÉNALE
### (épanchement des séreuses, hydropisie, ascite)

| Plante | Observations | Oligo-éléments |
|---|---|---|
| **VIDE – FROID DE VB ET DE F (BOIS)** | | |
| *Ache* <br> *Cassis* <br> *Eupatoire* <br> *Genévrier (cir-rhose)* <br> *Lespedeza* <br> *Livèche* <br> *Mouron rouge* | – Terrain insuffisant hépatique profond, insuffisant sympathique, insuffisance hépato-rénale. <br> – Ascite des cirrhotiques, des gros foies, œdème, anasarque, urémie. | – Cuivre-Or-Argent <br> – Lithium <br> – Potassium <br> – Magnésium |

| *Plante* | *Observations* | *Oligo-éléments* |
|---|---|---|
| **VIDE – FROID D'IG ET DE C, DE TR ET DE MC (FEU)** | | |
| *Adonis*<br>*Aunée*<br>*Bouleau*<br>*Cerisier*<br>*Digitale*<br>*Genêt*<br>*Giroflée*<br>*Muguet*<br>*Piloselle*<br>*Strophantus* | – Terrain insuffisant sympathique, asystolie, insuffisance cardio-rénale avec œdème, tamponnement péricardique, anasarque. | – Cuivre-Or-<br>  Argent<br>– Lithium<br>– Potassium<br>– Magnésium |
| **VIDE – FROID D'E ET DE Rt (TERRE)** | | |
| *Géranium*<br>*Maïs*<br>*Mouron rouge*<br>  *(insuf. rénale)*<br>*Plantain*<br>*Vergerette du*<br>  *Can.* | – Désadaptation hypophyso-gonadique.<br>– Syndrome néphrotique, amylose, lupus, périartérite noueuse (voir aussi insuffisance immunitaire). | – Zinc-Cuivre<br>– Cuivre<br>– Potassium<br>– Lithium<br>– Magnésium<br>– ± Manganèse-<br>  Cuivre<br>– ± Cuivre-Or-<br>  Argent |
| **PLÉNITUDE — CHALEUR DE V ET DE R (EAU)** | | |
| *Aigremoine*<br>*Bouleau*<br>*Géranium*<br>*Lespedeza*<br>*Maïs*<br>*Olivier*<br>*Pissenlit*<br>*Reine des prés*<br>*Vergerette du*<br>  *Can.* | – Terrain hypersurrénalien, hyperglycémique.<br>– GNA du purpura rhumatoïde, du diabète, néphropathie interstitielle de la goutte. | – Manganèse-<br>  Cobalt<br>– ± Zinc-Nickel-<br>  Cobalt<br>– Lithium<br>– Potassium<br>– Magnésium |

| Plante | Observations | Oligo-éléments |
|--------|--------------|----------------|
| **VIDE – FROID DE V ET DE R (EAU)** | | |
| *Ache*<br>*Achillé (froid et chaud : GNC, Amylose, s. néphr.)*<br>*Aunée*<br>*Bouleau*<br>*Busserole*<br>*Cerisier*<br>*Chardon roland*<br>*Framboisier*<br>*Garance (s. néphr.)*<br>*Genévrier*<br>*Géranium*<br>*Girofle*<br>*Livèche*<br>*Mouron blanc*<br>*Mouron rouge*<br>*Muguet*<br>*Ortie piquante*<br>*Piloselle*<br>*Prêle (s. néphrot.)*<br>*Salsepareille*<br>*Verge d'or*<br>*Vergerette du Can. (s. néphrot.)* | – Terrain anergique, insuffisant surrénalien, déficience rénale constitutionnelle.<br>– Insuffisance rénale des glomérulonéphrites chroniques, tubulonéphrites chroniques, néphrites interstitielles, syndromes néphrotiques, amylose rénale, lupus (voir aussi insuffisance immunitaire). | – Cuivre-Or-Argent<br>– Cuivre<br>– Lithium<br>– Potassium<br>– Magnésium<br>– ± Zinc-Cuivre |

## INSUFFISANCE RESPIRATOIRE CHRONIQUE
### (emphysème, bronchite chronique)

| Plante | Observations | Oligo-éléments |
|--------|--------------|----------------|
| **PLÉNITUDE – CHALEUR D'E ET DE Rt (TERRE)** | | |
| *Aigremoine*<br>*Douce amère*<br>*Eucalyptus*<br>*Guimauve*<br>*Pervenche* | – Terrain pléthorique, hypopancréatique.<br>– Bronchite chronique surtout.<br>– Surinfection chaleur-humidité (mycose). | – Zinc-Nickel-Cobalt<br>– Manganèse-Cuivre |

| Plante | Observations | Oligo-éléments |
|---|---|---|
| **VIDE – FROID D'E ET DE Rt (TERRE)** | | |
| *Angélique*<br>*Capucine*<br>*Chêne*<br>*Citron*<br>*Douce amère*<br>*Fucus (emphys.)*<br>*Gentiane+++*<br>*Germandrée*<br>*Houblon*<br>*Hysope*<br>*Laminaires*<br>*Lavande*<br>*Lierre grimpant*<br>*Lierre terrestre*<br>*Mauve*<br>*Millepertuis*<br>*Noyer*<br>*Plantain*<br>*Réglisse*<br>*Térébenthine*<br>    *(bronc. chron.)*<br>*Thym* | – Terrain désadapté, hypothyroïdien.<br>– Obésité flasque ou maigreur.<br>– Craint l'humidité.<br>– Emphysème. | – Manganèse-<br>Cuivre |
| **PLÉNITUDE – CHALEUR DE GI ET DE P (MÉTAL)** | | |
| *Aigremoine*<br>*Douce amère*<br>*Eucalyptus*<br>*Marrube blanc*<br>*Niaouli*<br>*Pervenche*<br>*Pulmonaire*<br>*Vergerette du*<br>    *Can.* | – Terrain hyposthénique, artériosclérose.<br>– Bronchite chronique, emphysème.<br>– Surinfection, l'été surtout. | – Manganèse-<br>Cuivre |

| Plante | Observations | Oligo-éléments |
|---|---|---|
| **VIDE – FROID DE GI ET DE P (MÉTAL)** | | |
| *Angélique* *(emphy.)* *Capucine* *Chêne* *Citron* *Cochlearia* *Douce amère* *Drosera* *Fucus (emphy.)* *Gentiane* *Germandrée* *Ginseng* *Hysope* *Laminaires* *(emphy.)* *Lavande* *Lierre grimpant* *Lierre terrestre* *Mauve* *Myrte* *Niaouli* *Noyer* *Origan* *Plantain* *Pin sylv.* *Romarin* *Sauge* *Térébenthine* *(bronc. chron.)* *Thym* *Tussilage* | – Terrain hyposthénique. <br> – Emphysème, bronchite chronique. <br> – Craint le froid. <br> – Surinfection l'automne et l'hiver. | – Manganèse-Cuivre |
| **VIDE – FROID DE V ET DE R (EAU)** | | |
| *Ache* *Bouleau* *Busserole* *Hysope* *Lavande* *Myrte* *Niaouli* *Romarin* *Sureau noir* *Thym* | – Terrain anergique, hyposurrénalien, maigreur. <br> – Craint le froid. <br> – Emphysème. <br> – Surinfection l'hiver. <br> – Mécanisme « racine-brindille ». | – Cuivre-Or-Argent |

| *Plante* | *Observations* | *Oligo-éléments* |
|----------|----------------|------------------|

## LEUCOPÉNIE

### VIDE – FROID D'E ET DE Rt (TERRE)

| *Citron* *Gentiane* *Gingembre* *Thym* | – Sujet amorphe, insuffisance splénique et médullaire ; suite de maladies anergisantes (oreillons, MNI, etc.). | – Manganèse-Cuivre<br>– Cuivre-Or-Argent<br>– Mang.-Cuivre-Cobalt<br>– Cuivre<br>– Magnésium |
|---|---|---|

### VIDE – FROID DE GI ET DE P (MÉTAL)

| *Citron* *Gentiane* *Gingembre* *Thym* *Tussilage* | – Sujet lymphatique, maigre.<br>– Insuffisance immunitaire.<br>– Suite de maladies anergisantes (rougeole, coqueluche...). | – Manganèse-Cuivre<br>– Cuivre-Or-Argent<br>– Mang.-Cuivre-Cobalt<br>– Cuivre<br>– Magnésium |
|---|---|---|

| Plante | Observations | Oligo-éléments |
|--------|-------------|----------------|

## LITHIASE BILIAIRE

| PLÉNITUDE – CHALEUR DE VB ET DE F (BOIS) | | |
|---|---|---|
| *Achillée*<br>*Anémone pulsatille*<br>*Aubépine*<br>*Boldo*<br>*Chélidoine*<br>*Citron*<br>*Epine vinette*<br>*Grémil*<br>*Kinkeliba*<br>*Lierre grimpant*<br>*Orthosiphon*<br>*Ortie piquante*<br>*Pariétaire+++*<br>*Pin sylvestre*<br>*Pissenlit*<br>*Reine des prés*<br>*Romarin*<br>*Saule blanc*<br>*Térébenthine*<br>*Tilleul sauvage*<br>*Verge d'or*<br>*Vigne rouge* | – Terrain sympathicotonique, hyperthyroïdien, arthritique.<br>– Les signes vésiculaires dominent. | – Manganèse<br>– Soufre<br>– Phosphore |

| PLÉNITUDE – CHALEUR DE TR ET DE MC (FEU MINISTÉRIEL) | | |
|---|---|---|
| *Artichaut*<br>*Bouleau*<br>*Citron*<br>*Epine vinette*<br>*Grémil*<br>*Reine des prés*<br>*Saule blanc*<br>*Térébenthine*<br>*Tilleul sauvage* | – Diathèse dystonique, neuro-arthritique.<br>– Aux signes vésiculaires s'ajoutent pléthore, hypertension ou signes neurologiques : céphalées, vertiges. | – Manganèse-Cobalt<br>– Soufre<br>– Phosphore |

| *Plante* | *Observations* | *Oligo-éléments* |
|---|---|---|

## LITHIASE RÉNALE

### PLÉNITUDE – CHALEUR DE VB ET DE F (BOIS)

| | | |
|---|---|---|
| *Achillée* *Artichaut* *Aubépine* *Boldo* *Citron* *Epine vinette* *Grémil* *Orthosiphon* *Ortie piquante* *Pariétaire* *Pissenlit* *Reine des prés* *Tilleul sauv.* *Verge d'or* *Vigne rouge* | – Terrain sympathicotonique, hyperthyroïdien, arthritique. <br> – Lithiase urique, contexte hyperuricémie, excès alimentaires, arthritisme. | – Manganèse <br> – Soufre <br> – Magnésium <br> – Potassium <br> – Lithium |

### PLÉNITUDE – CHALEUR D'IG ET DE C, DE TR ET DE MC (FEU)

| | | |
|---|---|---|
| *Achillée* *Artichaut* *Bouleau* *Epine vinette* *Frêne* *Grémil* *Orthosiphon* *Reine des prés* *Tilleul sauv.* | – Terrain dystonique, neuro-arthritique, perturbation de métabolismes. <br> – Lithiase urique sur hyperuricémie, goutte. | – Manganèse-Cobalt <br> – Soufre <br> – Magnésium <br> – Potassium <br> – Lithium |

### PLÉNITUDE – CHALEUR D'E ET DE Rt (TERRE)

| | | |
|---|---|---|
| *Bardane* *Cassis* *Citron* *Frêne* *Genévrier* *Grémil* *Maïs* *Olivier* *Orthosiphon* *Reine des prés* *Tilleul sauv.* | – Terrain insuffisant vagal, pléthorique, insuffisant pancréatique. <br> – Lithiase urique, hyperuricémie, goutte, diabète. | – Zinc-Nickel-Cobalt <br> – Manganèse-Cobalt <br> – Magnésium <br> – Potassium <br> – Lithium |

| Plante | Observations | Oligo-éléments |
|---|---|---|
| **VIDE – FROID D'E ET DE Rt (TERRE)** | | |
| *Fenouil*<br>*Géranium*<br>*Hysope*<br>*Lierre terrestre*<br>*Maïs* | – Désadaptation hypophyso-gonadique, hypothyroïdisme.<br>– Calculs phosphatiques, mixtes, oxaliques et calciques. | – Zinc-Cuivre<br>– Magnésium<br>– Potassium<br>– Lithium |
| **PLÉNITUDE – CHALEUR DE GI ET DE P (MÉTAL)** | | |
| *Bouleau*<br>*Bourrache*<br>*Cassis*<br>*Citron*<br>*Frêne*<br>*Genévrier*<br>*Olivier*<br>*Orthosiphon*<br>*Pulmonaire*<br>*Sassafras* | – Terrain insuffisant vagal, hyperglycémique, hypertendu.<br>– Lithiase oxalique. | – Manganèse-Cuivre<br>– Manganèse-Cobalt<br>– Magnésium<br>– Potassium<br>– Lithium |
| **VIDE – FROID DE GI ET DE P (MÉTAL)** | | |
| *Fenouil*<br>*Géranium*<br>*Hysope*<br>*Lierre terrestre* | – Terrain hyposthénique, hypothyroïdien, hyperparathyroïdien.<br>– Calculs phosphatiques, oxaliques ou calciques (néphrocalcinose).<br>– Intoxication par la vitamine D, hyperparathyroïdie, sarcoïdose, myélome. | – Manganèse-Cuivre<br>– Magnésium<br>– Potassium<br>– Lithium |

| Plante | Observations | Oligo-éléments |
|---|---|---|
| **PLÉNITUDE – CHALEUR DE V ET DE R (EAU)** | | |
| *Achillée*<br>*Bouleau*<br>*Bourse à pasteur*<br>*Bugrane*<br>*Busserole*<br>*Cassis*<br>*Epine vinette*<br>*Fragon*<br>*Frêne*<br>*Genévrier*<br>*Maïs*<br>*Orthosiphon*<br>*Pariétaire+++*<br>*Pissenlit*<br>*Prêle*<br>*Reine des prés*<br>*Sabline*<br>*Sassafras*<br>*Sureau noir*<br>*Térébenthine* | – Terain hypersurrénalien, sympathico-tonique, troubles de l'élimination urinaire, pléthore, excès alimentaires.<br>– Calculs uriques surtout. | – Manganèse-Cobalt<br>– Magnésium<br>– Potassium<br>– Lithium |
| **VIDE – FROID DE V ET DE R (EAU)** | | |
| *Ache+++*<br>*Achillée*<br>*Bruyère*<br>*Cerisier*<br>*Eglantier*<br>*Fenouil*<br>*Galeopsis*<br>*Genêt*<br>*Géranium*<br>*Hysope*<br>*Maïs*<br>*Prêle*<br>*Sureau noir*<br>*Verge d'or* | – Terrain anergique, insuffisant sympathique, hyposurrénalien, déficient rénal.<br>– Calculs phospho-magnésiens ou phosphatiques mixtes.<br>– Phosphaturie par carence en silice (prêle, galeopsis), acidose tubulaire d'Albright (néphrocalcinoses). | – Cuivre-Or-Argent<br>– Magnésium<br>– Potassium<br>– Lithium |

| Plante | Observations | Oligo-éléments |
|---|---|---|

**LYMPHATISME**
(hyposthénie)

**VIDE – FROID D'E ET DE Rt (TERRE)**

| | | |
|---|---|---|
| *Cochlearia*<br>*Crithme maritime*<br>*Fénugrec*<br>*Fucus*<br>*Laminaires*<br>*Noyer* | – Sujets TAI-YIN Amorphes ou Apa-thiques, vagotoniques, maigres, tuber-culiniques. | – Manganèse-<br>  Cuivre<br>– Mang.-Cuivre-<br>  Cobalt<br>– Magnésium<br>– Fluor |

**VIDE – FROID DE GI ET DE P (MÉTAL)**

| | | |
|---|---|---|
| *Algues marines*<br>*Capucine*<br>*Chêne*<br>*Cochlearia*<br>*Fumeterre*<br>*Fucus*<br>*Laminaires*<br>*Levure de bière*<br>*Romarin*<br>*Sauge*<br>*Tussilage* | – Sujets TAI-YIN Amorphes ou Apa-thiques, vagotoniques, maigres, tuber-culiniques. | – Manganèse-<br>  Cuivre<br>– Mang.-Cuivre-<br>  Cobalt<br>– Magnésium<br>– Fluor |

**MASTOSE**
(mastodynie, mastite, crevasses, infections mammaires)

**PLÉNITUDE – CHALEUR DE VB ET DE F (BOIS)**

| | | |
|---|---|---|
| *Anémone pulsatille*<br>*Gattilier*<br>*Grémil* | – Hyperoestrogénie.<br>– Hyperthyroïdie. | – Manganèse<br>– Soufre |

**PLÉNITUDE – CHALEUR D'IG ET DE C, DE TR ET DE MC (FEU)**

| | | |
|---|---|---|
| *Achillée (mastite,*<br>  *crevasses)*<br>*Gattilier*<br>*Grémil* | – Hyperoestrogénie.<br>– Hypersympathicotonie.<br>– Hyperprolactinémie (IG en plénitude). | – Manganèse-<br>  Cobalt<br>– Iode |

**PLÉNITUDE – CHALEUR D'E ET DE Rt (TERRE)**

| | | |
|---|---|---|
| *Gattilier*<br>*Grémil*<br>*Lampsane (engor-*<br>  *gement des*<br>  *seins, abcès du*<br>  *mamelon)* | – Hyperœstrogénie.<br>– Désadaptation hypophyso-pancréa-tique, pléthore, état prédiabétique.<br>– Troubles de la lactation par excès de lait. | – Zinc-Nickel-<br>  Cobalt<br>– Manganèse-<br>  Cobalt<br>– Zinc |

| *Plante* | *Observations* | *Oligo-éléments* |
|---|---|---|

**MÉNOPAUSE**

| PLÉNITUDE – CHALEUR DE VB ET DE F (BOIS) | | |
|---|---|---|
| *Achillée (ostéoporose, bouffées)*<br>*Alchemille*<br>*Ballote*<br>*Cyprès*<br>*Epiaires*<br>*Fragon*<br>*Grémil*<br>*Hamamelis (hémor.)*<br>*Hydrastis*<br>*Marronnier d'Inde*<br>*Mélilot*<br>*Ortie*<br>*Sauge* | – Femmes hyperthyroïdiennes, migraineuses, dysménorrhéiques et nerveuses.<br>– Bouffées de chaleur+++. | – Manganèse-Cobalt<br>– Iode<br>– Soufre |

| PLÉNITUDE – CHALEUR D'IG ET DE C (FEU IMPÉRIAL) | | |
|---|---|---|
| *Achillée (ostéop.)*<br>*Aubépine*<br>*Ballote*<br>*Grémil*<br>*Gui (hémorr.)*<br>*Hamamelis*<br>*Mélilot*<br>*Passiflore*<br>*Valériane*<br>*Vigne rouge* | – Femmes en hypersympathisme, dystoniques.<br>– Bouffées de chaleur et hémorragies+++. | – Manganèse-Cobalt |

| Plante | Observations | Oligo-éléments |
|---|---|---|
| **PLÉNITUDE – CHALEUR DE TR ET DE MC (FEU MINISTÉRIEL)** | | |
| *Achillée (ostéop.)* *Aubépine* *Ballote* *Grémil* *Gui* *Hamamelis (hémorr.)* *Marronnier d'Inde* *Mélilot* *Passiflore* *Valériane* *Vigne rouge* *Ylang Ylang (si libido* ↘*)* | – Evolution habituelle de toute ménopause quelles que soient les constitutions, avec bouffées de chaleur, hémorragies, problèmes psychiques. | – Manganèse-Cobalt |
| **PLÉNITUDE – CHALEUR D'E ET DE Rt (TERRE)** | | |
| *Grémil* *Mélilot* *Mélisse* *Valériane* | – Prise de poids à la ménopause. <br> – Absence habituelle de bouffées de chaleur. | – Zinc-Nickel-Cobalt <br> – Manganèse-Cobalt |
| **VIDE – FROID DE V ET DE R (EAU)** | | |
| *Achillée (ostéoporose+++)* | – Femmes frileuses, insuffisantes sympathiques. <br> – Ménopause précoce (vide de sang, assèchement du sang). <br> – Risque majeur d'ostéoporose. | – Manganèse-Cobalt <br> – Cuivre-Or-Argent |

## MÉTRORRAGIE

| Plante | Observations | Oligo-éléments |
|---|---|---|
| **PLÉNITUDE – CHALEUR DE VB ET DE F (BOIS)** | | |
| *Alchemille* *Citron* *Epiaire* *Epine vinette* *Fragon* *Gattilier (fibrome)* *Hamamelis* *Hydrastis* *Lamier blanc* *Ortie piquante* *Prêle* | – Femmes hyperthyroïdiennes, hyperœstrogéniques. <br> – Métrorragie des fibromes (voir ce terme), de la ménopause, des endométrites (voir infections génitales). | – Manganèse-Cobalt <br> – Cobalt |

| *Plante* | *Observations* | *Oligo-éléments* |
|---|---|---|
| **VIDE – FROID DE VB ET DE F (BOIS)** | | |
| *Chardon marie*<br>*Cyprès* | – Métrorragie des insuffisances hépa-tiques profondes, des cirrhoses (voir ce terme). | – Cuivre<br>– Soufre<br>– Magnésium<br>– Phosphore |
| **PLÉNITUDE – CHALEUR D'IG ET DE C (FEU IMPÉRIAL)** | | |
| *Achillée*<br>*Gui (ménopause)*<br>*Hamamelis*<br>*Hydrastis*<br>*Vigne rouge* | – Fibromyome (voir ce terme).<br>– Annexite, endométrite (v. inf. génit.).<br>– Métrorragie vaso-motrice, anovulatoire d'origine psychique, préménopause. | – Manganèse-Cobalt |
| **PLÉNITUDE – CHALEUR D'E ET DE Rt (TERRE)** | | |
| *Alchemille*<br>*Citron* | – Femmes pléthoriques, diabétiques ou prédiabétiques.<br>– Métrorragie des endométrites, annexites (v. inf. génit.).<br>– Métrorragie centrale d'origine hypo-physaire.<br>– Kystes de l'ovaire.<br>– Maladies aiguës. | – Zinc-Nickel-Cobalt<br>– Manganèse-Cobalt |
| **VIDE – FROID D'E ET DE Rt (TERRE)** | | |
| *Bistorte*<br>*Cannelle*<br>*Chêne*<br>*Cyprès*<br>*Géranium*<br>*Plantain*<br>*Vergerette* | – Métrorragie des dénutritions, cancers, maladies métaboliques.<br>– Métrorragie d'origine psychique. | – Zinc-Cuivre |
| **VIDE – FROID DE GI ET DE P (MÉTAL)** | | |
| *Bistorte*<br>*Cyprès*<br>*Plantain* | – Femmes hyposthéniques.<br>– Constitution MÉTAL la plus fréquente des métrorragies constitutionnelles. Saignement très abondant (syndrome « effondrement du sang » : cause psy-chique et non secrétoire au premier rang, métror. par insuffisance du corps jaune.<br>– Métrorragie des dénutritions, des maladies chroniques. | – Manganèse-Cuivre |

| Plante | Observations | Oligo-éléments |
|---|---|---|
| **PLÉNITUDE – CHALEUR DE V ET DE R (EAU)** | | |
| *Bourse à pasteur (ménopause, métrite)* *Prêle* *Vergerette* | – Terrain hypersympathique, hypersurrénalien. – Métrorragie d'origine psychique, préménopausique, Stein Leventhal. | – Manganèse-Cobalt |
| **VIDE – FROID DE V ET DE R (EAU)** | | |
| *Achillée* *Géranium+++* *Vergerette* | – Terrain hyposurrénalien, frileux : métrorragie d'origine psychique+++. – Métrorragie par troubles des stéroïdes, des néphrites chroniques, des maladies chroniques. | – Cuivre-Or-Argent |

## MYASTHÉNIE

| Plante | Observations | Oligo-éléments |
|---|---|---|
| **VIDE – FROID D'E ET DE Rt (TERRE)** | | |
| *Ellebore blanc* | | – Manganèse-Cuivre |
| **VIDE – FROID DE GI ET DE P (MÉTAL)** | | |
| *Ellebore blanc* | | – Manganèse-Cuivre |

## MYOPIE
### (héméralopie)

| Plante | Observations | Oligo-éléments |
|---|---|---|
| **VIDE – FROID DE FOIE** | | |
| *Cassis* *Murier sauvage* *Myrtille* *Piloselle* | – Terrain allergique, insuffisant sympathique ou sympathicotonie, déficience hépatique. | – Manganèse – Soufre – Magnésium – Phosphore |

| *Plante* | *Observations* | *Oligo-éléments* |
|---|---|---|

**NEUROPATHIE PÉRIPHÉRIQUE**
**(névrites, polynévrites, paralysie)**

| | | |
|---|---|---|
| **VIDE – FROID DE VB ET DE F (BOIS)** | | |
| *Anémone hépatique*<br>*Fucus*<br>*Ginseng*<br>*Laminaires*<br>*Lavande*<br>*Levure de bière*<br>*Menthe*<br>*Prêle*<br>*Romarin*<br>*Sauge* | – Atteinte neurologique sur insuffisance hépatique profonde.<br>– ± trajet des méridiens du F et de VB. | – Zinc-Cuivre<br>– Magnésium<br>– Phosphore<br>– Soufre<br>– ± Manganèse |
| **PLÉNITUDE – CHALEUR D'E ET DE Rt (TERRE)** | | |
| *Aigremoine*<br>*Arnica*<br>*Maïs* | – Sujets diabétiques, paradiabétiques.<br>– Neuropathies diabétiques.<br>– Hyperesthésie.<br>– ± trajet des méridiens Rt et E.<br>– Abolition des rotuliens. | – Zinc-Nickel-Cobalt<br>– Magnésium<br>– Phosphore |
| **VIDE – FROID D'E ET DE Rt (TERRE)** | | |
| *Aristoloche*<br>*Camomille*<br>*Chardon béni*<br>*Cochlearia*<br>*Colchique*<br>*(séquelle de vaccin)*<br>*Coriandre (vaccin)*<br>*Fénugrec*<br>*Fucus*<br>*Laminaires*<br>*Levure de bière*<br>*Lierre grimpant*<br>*Menthe*<br>*Millepertuis*<br>*Prêle*<br>*Sauge* | – Neuropathie des maladies générales, collagénoses, paranéoplasiques, toxiques, médicamenteuses, accidents vaccinaux.<br>– ± trajet Rt et E. | – Manganèse-Cuivre<br>– Magnésium<br>– Phosphore |

| Plante | Observations | Oligo-éléments |
|---|---|---|
| **PLÉNITUDE – CHALEUR DE GI ET DE P (MÉTAL)** | | |
| *Aigremoine* | – Sujets artérioscléreux ou diabétiques.<br>– ± trajet des méridiens P et GI (radial). | – Manganèse-Cuivre<br>– Manganèse-Cobalt<br>– Magnésium<br>– Phosphore |
| **VIDE – FROID DE GI ET DE P (MÉTAL)** | | |
| *Aristoloche*<br>*Bryone*<br>*Chardon béni*<br>*Cochlearia*<br>*Coriandre (vaccin)*<br>*Fénugrec*<br>*Fucus*<br>*Laminaires*<br>*Levure de bière*<br>*Lierre grimpant*<br>*Menthe*<br>*Millepertuis*<br>*Rhubarbe (éthylique)*<br>*Sauge* | – Neuropathies des collagénoses, des cancers, toxiques, médicamenteuses, accidents vaccinaux.<br>– Trajet radial. | – Manganèse-Cuivre<br>– Magnésium<br>– Phosphore |

## NÉVRALGIES

| Plante | Observations | Oligo-éléments |
|---|---|---|
| **PLÉNITUDE – CHALEUR DE VB ET DE F (BOIS)** | | |
| *Anémone pulsatille*<br>*Cimicifuga*<br>*Mélisse*<br>*Verveine* | – Névralgies de toutes natures (symptôme classique de la diathèse I allergique et arthritique).<br>– Sciatalgie.<br>– Névralgie faciale (méridiens distincts F et VB). | – Manganèse<br>– Iode<br>– Soufre<br>– Magnésium |
| **PLÉNITUDE – CHALEUR D'IG ET DE C (FEU IMPÉRIAL)** | | |
| *Mélisse* | – Névralgies hyperalgiques de toutes natures.<br>– Névralgies faciales (trajet des distincts C et IG). | – Manganèse-Cobalt |
| **VIDE – FROID D'IG ET DE C (FEU IMPÉRIAL)** | | |
| *Eucalyptus*<br>*Prêle* | Névralgie cubitale, sourde et chronique. | – Cuivre-Or-Argent |

| Plante | Observations | Oligo-éléments |
|---|---|---|
| **PLÉNITUDE – CHALEUR D'E ET DE Rt (TERRE)** | | |
| *Aigremoine (diabét.)*<br>*Arnica (hyperalgie)*<br>*Eucalyptus*<br>*Maïs*<br>*Mélisse (faciale)*<br>*Verveine (faciale)* | – Terrain pléthorique, diabétique, sanguin.<br>– Névralgie faciale (trajet des distincts E et Rt)<br>– Névralgies d'origine dentaire.<br>– Névralgies de tout le corps. | – Zinc-Nickel-Cobalt<br>– Manganèse-Cobalt |
| **VIDE – FROID D'E ET DE Rt (TERRE)** | | |
| *Aristoloche*<br>*Camomille (név. faciale, neuropathie sensitive)*<br>*Cochlearia*<br>*Colchique*<br>*Eucalyptus*<br>*Fucus*<br>*Laminaires*<br>*Levure de bière*<br>*Lierre grimpant*<br>*Millepertuis*<br>*Prêle*<br>*Verveine (faciale)* | – Névralgies et paresthésies, douleur sourde, impression de fourmillements, d'engourdissement des 4 membres. | – Manganèse-Cuivre<br>– Magnésium<br>– Phosphore<br>– Fluor |
| **VIDE – FROID DE GI ET DE P (MÉTAL)** | | |
| *Aristoloche*<br>*Cochlearia*<br>*Eucalyptus*<br>*Fucus*<br>*Laminaires*<br>*Levure de bière*<br>*Lierre grimpant*<br>*Millepertuis* | – Névralgies et paresthésies des 2 membres inférieurs.<br>ou<br>– Névralgie radiale permanente et sourde. | – Manganèse-Cuivre<br>– Magnésium<br>– Phosphore<br>– Fluor |
| **PLÉNITUDE – CHALEUR DE V ET DE R (EAU)** | | |
| *Sureau noir (écorce)* | – Névralgies hyperalgiques.<br>– Terrain hypersurrénalien.<br>– Sciatalgie en coup de fouet.<br>– Nuccalgie. | – Cobalt |

| Plante | Observations | Oligo-éléments |
|--------|--------------|----------------|
| **VIDE – FROID DE V ET DE R (EAU)** | | |
| *Eucalyptus* <br> *Sureau noir* | – Sciatalgie permanente. <br> – Névralgies profondes. <br> – Atteinte de la sensibilité profonde (osseuse). | – Cuivre-Or-Argent |

## OBÉSITÉ

| | | |
|--------|--------------|----------------|
| **PLÉNITUDE – CHALEUR DE VB ET DE F (BOIS)** | | |
| *Alchemille* <br> *Artichaut* <br> *Citron* <br> *Fragon* <br> *Fumeterre* <br> *Marronnier d'Inde* <br> *Orthosiphon* <br> *Pissenlit* | – Surcharge alimentaire. <br> – Facteurs hépatiques et rénaux. | – Manganèse-Cobalt <br> – Magnésium <br> – Iode <br> – Soufre |
| **PLÉNITUDE – CHALEUR D'IG ET DE C (FEU IMPÉRIAL)** | | |
| *Bouleau* <br> *Marrube blanc* <br> *Orthosiphon* <br> *Vigne rouge* | – Troubles métaboliques avec l'âge mûr. | – Manganèse-Cobalt <br> – Magnésium <br> – Soufre <br> – Magnésium pondéral <br> – Gélules de Prêle <br> ou de <br> – Pelvo-magné-sium |
| **PLÉNITUDE – CHALEUR DE TR ET DE MC (FEU MINISTÉRIEL)** | | |
| *Artichaut* <br> *Bouleau* <br> *Fragon* <br> *Marronnier d'Inde* <br> *Orthosiphon* | – Obésité par blocage des émonctoires : suralimentation et sédentarité. | – Manganèse-Cobalt <br> – Magnésium <br> – Soufre <br> – Magnésium pondéral <br> – Pelvo-magén-sium <br> – Gélules de Prêle |

| *Plante* | *Observations* | *Oligo-éléments* |
|---|---|---|
| **PLÉNITUDE – CHALEUR D'E ET DE Rt (TERRE)** | | |
| *Aigremoine*<br>*Alchemille*<br>*Algues marines*<br>*Bouleau*<br>*Cassis*<br>*Citron*<br>*Douce amère*<br>*Fumeterre*<br>*Reine des prés* | – Obésité constitutionnelle aggravée par les facteurs de civilisation.<br>– Terrain prédiabétique.<br>– Etiologie chaleur-humidité. | – Zinc-Nickel-Cobalt<br>– Manganèse-Cobalt<br>– Magnésium |
| **VIDE – FROID D'E ET DE Rt (TERRE)** | | |
| *Algues marines*<br>*Cochlearia*<br>*Crithme maritime*<br>*Laminaires* | – Obésité par désadaptation hypophyso-gonadique.<br>– Sujet frileux, vagotonique.<br>– Peau marbrée.<br>– Rétention d'eau. | – Zinc-Cuivre<br>– Aluminium<br>– Magnésium |
| **PLÉNITUDE – CHALEUR DE V ET DE R (EAU)** | | |
| *Bouleau*<br>*Busserole*<br>*Cassis*<br>*Orthosiphon* | – Troubles métaboliques, rétention d'eau liés à une perturbation des clearances du rein. | – Manganèse-Cobalt<br>– Magnésium<br>– Soufre<br>– Magnésium pondéral<br>– Gélules de prêle<br>ou de<br>– Pelvo-magné-sium |

## ŒDÈME
**(œdème des membres inférieurs, voir aussi insuffisance rénale)**

| *Plante* | *Observations* | *Oligo-éléments* |
|---|---|---|
| **PLÉNITUDE – CHALEUR DE VB ET DE F (BOIS)** | | |
| *Artichaut*<br>*Fragon*<br>*Grémil*<br>*Marron d'Inde*<br>*Noisetier*<br>*Orthosiphon*<br>*Pissenlit*<br>*Reine des prés* | – Terrain sympathicotonique, hyperthy-roïdien.<br>– Œdème lié à l'insuffisance veineuse, congestion pelvienne, prise de pilule. | – Manganèse<br>– Soufre<br>– Magnésium<br>– Potassium<br>– Lithium |

| Plante | Observations | Oligo-éléments |
|--------|--------------|----------------|
| **PLÉNITUDE – CHALEUR D'IG ET DE C, DE TR ET DE MC (FEU)** | | |
| *Bouleau*<br>*Cassis*<br>*Citron*<br>*Grémil*<br>*Marron d'Inde*<br>*Orthosiphon*<br>*Reine des prés* | – Dystonie, diathèse neuro-arthritique.<br>– Troubles de l'élimination rénale, urée, cholestérol, acide urique, perturbation des clearances, pléthore. | – Manganèse-<br>  Cobalt<br>– Soufre<br>– Magnésium<br>– Potassium<br>– Lithium |
| **VIDE – FROID D'IG ET DE C, DE TR ET DE MC (FEU)** | | |
| *Aunée*<br>*Chèvrefeuille*<br>*Giroflée* | – Insuffisance sympathique, cardiaque, asystolie.<br>– Œdème de l'insuffisance cardiaque avec retentissement rénal. | – Cuivre-Or-<br>  Argent<br>– Magnésium<br>– Potassium<br>– Lithium |
| **PLÉNITUDE – CHALEUR D'E ET DE Rt (TERRE)** | | |
| *Cassis*<br>*Citron*<br>*Galéga (som. fleur.)*<br>*Grémil*<br>*Maïs*<br>*Marron d'Inde*<br>*Orthosiphon*<br>*Reine des prés* | – Insuffisance vagale, insuffisance pancréatique, diabète, pléthore, obésité.<br>– Œdème, cellulite de la ceinture, de la culotte de cheval. | – Zinc-Nickel-<br>  Cobalt<br>– Manganèse-<br>  Cobalt<br>– Soufre<br>– Magnésium<br>– Lithium<br>Contre-indication :<br>potassium |
| **PLÉNITUDE – CHALEUR DE V ET DE R (EAU)** | | |
| *Bugrane*<br>*Cassis*<br>*Cerisier*<br>*Lespedeza*<br>*Maïs*<br>*Orthosiphon*<br>*Parietaire*<br>*Prêle*<br>*Reine des prés*<br>*Salsepareille*<br>*Sureau*<br>*Verge d'or* | – Terrain hypersurrénalien, sympathicotonique.<br>– Troubles de l'élimination urinaire. | – Manganèse-<br>  Cobalt<br>– Soufre<br>– Magnésium<br>– Potassium<br>– Lithium |

| Plante | Observations | Oligo-éléments |
|---|---|---|
| **VIDE – FROID DE V ET DE R (EAU)** | | |
| *Ache* *Aunée* *Bouleau* *Bruyère* *Cerisier* *Chardon roland* *Genévrier* *Girofle* *Livèche* *Maïs* *Piloselle* *Prêle* *Sureau* *Verge d'or* | – Terrain anergique, hyposurrénalien, déficient rénal constitutionnel. – Lombalgies, œdème des paupières, des chevilles (aggravation par le froid, les règles, la fatigue, la position debout). | – Cuivre-Or-Argent – Magnésium – Potassium – Lithium |

**OLIGURIE**
**(anurie, rétention d'urine, atteinte du col vésical)**

| Plante | Observations | Oligo-éléments |
|---|---|---|
| **PLÉNITUDE – CHALEUR DE VB ET DE F (BOIS)** | | |
| *Artichaut* *Fragon* *Grémil* *Orthosiphon* *Pensée sauvage* *Pissenlit* *Reine des prés* *Tilleul sauv.* | – Terrain arthritique, sympathicotonique. – Oligurie des congestions veineuses et pelviennes, de l'insuffisance hépatobiliaire, des inflammations vésicales d'origine chaleur, vent-chaleur. | – Manganèse – Soufre – Magnésium – Potassium – Lithium |
| **VIDE – FROID DE VB ET DE F (BOIS)** | | |
| *Ache* *Sauge* | – Insuffisance hépatique profonde. – Oligurie des congestions hépatiques. | – Manganèse – Soufre – Magnésium – Potassium – Lithium |
| **PLÉNITUDE – CHALEUR D'IG ET DE C, DE TR ET DE MC (FEU)** | | |
| *Bouleau* *Bourrache* *Fragon* *Frêne* *Pensée sauv.* *Reine des prés* *Tilleul sauv.* | – Terrain neuro-arthritique, dystonique. – Oligurie des troubles de la crase sanguine et des émonctoires, encombrement métaboliques. | – Manganèse-Cobalt – Soufre – Magnésium – Potassium – Lithium |

| *Plante* | *Observations* | *Oligo-éléments* |
|---|---|---|
| **VIDE – FROID D'IG ET DE C, DE TR ET DE MC (FEU)** | | |
| *Aunée*<br>*Chèvrefeuille*<br>*Digitale*<br>*Genêt*<br>*Sauge* | – Insufissance sympathique, hypotension, asytolie.<br>– Oligurie, oligo-anurie des insuffisances cardiaques, suites de collapsus.<br>– Oligurie des éruptions cutanées latentes. | – Cuivre-Or-Argent<br>– Magnésium<br>– Potassium<br>– Lithium |
| **PLÉNITUDE – CHALEUR D'E ET DE Rt (TERRE)** | | |
| *Cassis*<br>*Citron*<br>*Galéga (sommités fleuries)*<br>*Grémil*<br>*Maïs*<br>*Marron d'Inde*<br>*Orthosiphon*<br>*Reine des prés* | – Insuffisance vagale, insuffisance pancréatique, diabète, cellulite.<br>– Oligurie des obèses, de la goutte, cellulite. | – Zinc-Nickel-Cobalt<br>– Manganèse-Cobalt<br>– Soufre<br>– Magnésium<br>– Lithium<br>Contre-indiqué : potassium |
| **VIDE – FROID D'E ET DE Rt (TERRE)** | | |
| *Epine vinette*<br>*Lierre terrestre*<br>*Sauge*<br>*Souci* | – Désadaptation hypophyso-gonadique, sujet hypothyroïdien, obèse, mou, frileux.<br>– Oligurie de la cellulite, rétention d'eau et troubles capillaires.<br>– Oligurie des collagénoses, syndromes néphrotiques. | – Zinc-Cuivre<br>– Magnésium<br>– Lithium |
| **PLÉNITUDE – CHALEUR DE GI ET DE P (MÉTAL)** | | |
| *Bourrache* | – Terrain hyposthénique, insuffisant vagal.<br>– Oligurie des atteintes infectieuses avec hyperthermie, des états pléthoriques avec constipation+++. | – Manganèse-Cuivre<br>– Soufre<br>– Magnésium<br>– Potassium<br>– Lithium |
| **VIDE – FROID DE GI ET DE P (MÉTAL)** | | |
| *Bryone*<br>*Lierre terrestre*<br>*Sauge* | – Terrain hyposthénique, hypothyroïdien, hyperparathyroïdien.<br>– Oligurie des pleurésies, des hyperparathyroïdies, de la néphrocalcinose. | – Manganèse-Cuivre<br>– Magnésium<br>– Potassium<br>– Lithium |

| Plante | Observations | Oligo-éléments |
|---|---|---|
| **PLÉNITUDE – CHALEUR DE V ET DE R (EAU)** | | |
| *Bourrache*<br>*Bourse à pasteur*<br>*Busserole*<br>*Eglantier*<br>*Frêne*<br>*Genévrier*<br>*Lespedeza*<br>*Mélilot*<br>*Myrtille*<br>*Orthosiphon*<br>*Pariétaire*<br>*Prêle*<br>*Reine des prés*<br>*(rétention vési-*<br>*cale)*<br>*Salsepareille*<br>*Sureau noir*<br>*Verge d'or* | – Terrain hypersurrénalien, sympathico-tonique, ± hyperglycémique.<br>– Oligurie des troubles de l'élimination rénale de l'âge mûr, des néphropathies, de la goutte, du diabète, des GNA, du purpura rhumatoïde.<br>– Rétention vésicale yang (congestion de la vessie, lithiases...). | – Manganèse-Cobalt<br>– ± Zinc-Nickel-Cobalt<br>– Magnésium<br>– Potassium<br>– Lithium |
| **VIDE – FROID DE V ET DE R (EAU)** | | |
| *Ache*<br>*Achillée*<br>*Aunée*<br>*Bouleau*<br>*Bruyère*<br>*Busserole*<br>*Cassis*<br>*Cerisier*<br>*Chardon roland*<br>*Chèvrefeuille*<br>*Fenouil*<br>*Framboisier*<br>*Genêt*<br>*Girofle*<br>*Lavande*<br>*Lespedeza*<br>*Livèche*<br>*Piloselle*<br>*Prêle*<br>*Sauge*<br>*Sureau noir*<br>*Verge d'or* | – Terrain anergique, insuffisant surrénalien, déficience rénale constitutionnelle ; terrain le plus prédisposé.<br>– Oligurie des insuffisances rénales fonctionnelles, des Shao yin sentimentaux avec lombalgies fréquentes, cataméniales, gravides, des albuminuries.<br>– Œdème des paupières, des chevilles.<br>– Oligurie des insuffisances rénales chroniques, des infections urinaires à répétition. | – Cuivre-Or-Argent<br>– Magnésium<br>– Potassium<br>– Lithium |

| Plante | Observations | Oligo-éléments |
|--------|-------------|----------------|

## OPHTALMIE

### PLÉNITUDE – CHALEUR DE VB ET DE F (BOIS)

| Plante | Observations | Oligo-éléments |
|--------|-------------|----------------|
| *Chelidoine*<br>*Euphraise (kératite*<br>*herpétique)*<br>*Gremil (corps*<br>*étranger)* | – Terrain allergique, déficient hépatique. | – Manganèse<br>– Soufre<br>– Cuivre<br>– Magnésium |

## OREILLONS

### FROID ET CHAUD D'E ET DE Rt (TERRE)

| Plante | Observations | Oligo-éléments |
|--------|-------------|----------------|
| *Angélique*<br>*Chardon béni*<br>*Cyprès*<br>*Genièvre*<br>*Ginseng*<br>*Ortie piquante*<br>*Réglisse*<br>*Sauge* | – Enfant amorphe, mou, potelé, le plus réceptif et exposé aux complications (orchite, pancréatite), d'où les plantes et essences œstrogéniques. | – Cuivre |

## ORGELETS

### PLÉNITUDE – CHALEUR DE VB ET DE F (BOIS)

| Plante | Observations | Oligo-éléments |
|--------|-------------|----------------|
| *Euphraise*<br>*Sureau noir*<br>*(usage externe)* | – Terrain allergique.<br>– Etiologie vent. | – Manganèse<br>– Soufre<br>– Cuivre |

### PLÉNITUDE – CHALEUR D'IG ET DE V (TAI YANG)

| Plante | Observations | Oligo-éléments |
|--------|-------------|----------------|
| *Sureau noir* | – Terrain dystonique, hyperthyroïdien.<br>– Etiologie chaleur. | – Manganèse-<br>Cobalt<br>– Soufre<br>– Cuivre |

| Plante | Observations | Oligo-éléments |
|--------|--------------|----------------|

**OSTÉOPOROSE**
93    **(déminéralisation osseuse, retard de la consolidation osseuse, décalcification osseuse)**

| VIDE – FROID D'E ET DE Rt (TERRE) | | |
|---|---|---|
| *Aunée*<br>*Centaurée*<br>*Fénugrec*<br>*Fucus*<br>*Géranium (fracture)*<br>*Germandrée*<br>*Laminaires*<br>*Levure de bière*<br>*Ményanthe*<br>*Noyer*<br>*Prêle*<br>*Sauge* | – Désadaptation hypophyso-gonadique.<br>– Hypothyroïdisme, hyperparathyroïdisme.<br>– Troubles du Xing (forme physique) et des os.<br>– Ostéoporose des atteintes infectieuses rhumatismales par l'humidité et le froid.<br>– Ostéose des anémies.<br>– Ostéoporose du diabète (surtout si diabète maigre).<br>– Ostéose des neuropathies. | – Zinc-Cuivre<br>– Cuivre-Or-Argent<br>– Magnésium<br>– Phosphore<br>– Potassium<br>– Fluor<br>– Strontium |
| **VIDE – FROID DE GI ET DE P (MÉTAL)** | | |
| *Aunée*<br>*Avoine+++*<br>*Centaurée*<br>*Citron*<br>*Fénugrec*<br>*Fucus*<br>*Germandrée*<br>*Laminaires*<br>*Levure de bière*<br>*Noyer*<br>*Prêle*<br>*Thym* | – Terrain hyposthénique, vagotonique, lymphatique, hypothyroïdien, hyperparathyroïdien, apathique.<br>– Hyperparathyroïdies, ostéomalacie par hypovitaminose D ou résistance à la vitamine D.<br>– Rhumatismes « Tigre blanc » (vent-froid-humidité).<br>– Anémies.<br>– Hémopathies. | – Manganèse-Cuivre<br>– Cuivre-Or-Argent<br>– Magnésium<br>– Phosphore<br>– Potassium<br>– Fluor<br>– Strontium |

| Plante | Observations | Oligo-éléments |
|---|---|---|
| **VIDE – FROID DE V ET DE R (EAU)** | | |
| *Ache* *Bruyère* *Cassis (bourgeon)* *Eucalyptus* *Fucus* *Galeopsis (silice)* *(Paget)* *Garance* *Géranium (fracture)* *Laminaires* *Levure de bière* *Noyer* *Prêle* *Sauge* *Thym* | – Terrain anergique, hyposurrénalien, insuffisant sympathique, hypogonadique.<br>– Sujet frileux, timide, inhibé, lombalgique, cyphose prononcée, sentimental : sujet-type des ostéoporoses ; des décalcifications.<br>– Ostéoporose avec l'âge, maladie de Paget.<br>– Ostéose maligne (métastase osseuse, hémopathie).<br>– Retard à la consolidation de fracture. | – Cuivre-Or-Argent<br>– Magnésium<br>– Phosphore<br>– Potassium<br>– Fluor<br>– Strontium |

## OTITE

| | | |
|---|---|---|
| **VIDE – FROID DE GI ET DE P (MÉTAL)** | | |
| *Cannelle* *Citron* *Girofle* *Lavande* *Mauve* *Niaouli* *Origan* *Souci* *Thym* | | |
| **VIDE – FROID DE V ET DE R (EAU)** | | |
| *Cassis* *Citron* *Girofle* *Lavande* *Niaouli* *Sureau noir* | | |

| *Plante* | *Observations* | *Oligo-éléments* |
|----------|----------------|------------------|

## PALUDISME

| VIDE – FROID D'E ET DE Rt (TERRE) | | |
|---|---|---|
| *Chêne*<br>*Citronnier*<br>*Eucalyptus*<br>*Gentiane*<br>*Germandrée*<br>*Verveine* | – Froid et chaud de Rate = nué froid.<br>Il existe certaines formes nué chaud. | – Cuivre |

## PARASITOSES INTESTINALES

| VIDE – FROID D'E ET DE Rt (TERRE) | | |
|---|---|---|
| *Aunée*<br>*Camomille*<br>*Cannelle*<br>*Carvi*<br>*Centaurée*<br>*Fumeterre*<br>*Hysope*<br>*Lavande*<br>*Ményanthe*<br>*Sarriette*<br>*Térébenthine*<br>*Thym* | – Cas le plus fréquent par eau-humidité.<br>– Enfant jeune de constitution TERRE.<br>– Adulte de tempérament TAI YIN Terre ou Métal. | – Cuivre |
| **VIDE – FROID DE GI ET DE P (MÉTAL)** | | |
| *Aunée*<br>*Cajeput*<br>*Cannelle*<br>*Centaurée*<br>*Girofle*<br>*Hysope*<br>*Lavande*<br>*Sarriette*<br>*Térébenthine*<br>*Thym*<br>*Thuya* | – Sujet lymphatique, maigre.<br>– Aggravation de l'amaigrissement. | – Cuivre |
| **PLÉNITUDE – CHALEUR DE V ET DE R (EAU)** | | |
| *Thuya* | – Terrain hypersurrénalien.<br>– Chaleur-humidité (excès de glaires yang = Tan). | – Cuivre |

| Plante | Observations | Oligo-éléments |
|---|---|---|
| **VIDE – FROID DE V ET DE R (EAU)** | | |
| *Thuya* | – Terrain hyposurrénalien.<br>– Eau-humidité (excès de glaires yin = Yin). | – Cuivre |

## PLEURÉSIE

| Plante | Observations | Oligo-éléments |
|---|---|---|
| **VIDE – FROID D'E ET DE Rt (TERRE)** | | |
| *Chardon béni*<br>*Douce amère*<br>*Hysope*<br>*Mouron rouge* | – Terrain désadapté, hypothyroïdien, déficience immunitaire.<br>– Etiologie : parasitoses virales, coqueluche, collagénoses, mycoses, néphrose lipoïdique. | – Manganèse-Cuivre<br>– ± Cuivre |
| **PLÉNITUDE – CHALEUR DE GI ET DE P (MÉTAL)** | | |
| *Genévrier* | – Terrain hyposthénique.<br>– Etiologie : asthme, abcès du poumon, embolie pulmonaire, post-pancréatite aiguë. | – Manganèse-Cuivre<br>– ± Cuivre |
| **VIDE – FROID DE GI ET DE P (MÉTAL)** | | |
| *Ache*<br>*Bryone (± anasarque, péricardite)*<br>*Chardon béni*<br>*Coquelicot*<br>*Douce amère*<br>*Girofle*<br>*Hysope* | – Etiologie : tuberculose, sarcoïdose, mycose, dilatation des bronches, Hodkin... | – Manganèse-Cuivre |
| **PLÉNITUDE – CHALEUR DE V ET DE R (EAU)** | | |
| *Bouleau*<br>*Genévrier*<br>*Maïs*<br>*Orthosiphon*<br>*Sureau noir* | – Etiologie : bactérienne, abcès du poumon. | – Cuivre-Or-Argent<br>– Cuivre |

| Plante | Observations | Oligo-éléments |
|---|---|---|
| **VIDE – FROID DE V ET DE R (EAU)** | | |
| *Ache*<br>*Bouleau*<br>*Cerisier (queues)*<br>*Genêt*<br>*Girofle*<br>*Maïs*<br>*Mouron rouge*<br>*Piloselle*<br>*Sureau noir* | – Terrain anergique, insuffisant surrénalien, insuffisant immunitaire (moëlles).<br>– Etiologie : virale, rhumatisme articulaire aigu, collagénoses, néphrose lipoïdique, hémopathies, leucémies, néoplasie. | – Cuivre-Or-Argent |

## PNEUMOPATHIE IMMUNO-ALLERGIQUE
### (sarcoïdoses)

| | | |
|---|---|---|
| **VIDE – FROID D'E ET DE Rt (TERRE)** | | |
| *Aunée*<br>*Cannelle*<br>*Douce amère*<br>*Gentiane* | – Terrain désadapté.<br>– Etiologie humidité surtout. | – Zinc-Cuivre |
| **VIDE – FROID DE GI ET DE P (MÉTAL)** | | |
| *Aunée*<br>*Citron*<br>*Cyprès*<br>*Douce amère*<br>*Hysope*<br>*Plantain*<br>*Prêle*<br>*Sarriette*<br>*Thym* | – Terrain hyposthénique.<br>– Etiologie froid. | – Manganèse-Cuivre |

## POLIOMYÉLITE

| | | |
|---|---|---|
| **VIDE – FROID D'E ET DE Rt (TERRE)** | | |
| *Camomille*<br>*Mouron rouge* | – Etiologie froid et chaud de rate, mais aussi de foie et vésicule. | – Cuivre |

| *Plante* | *Observations* | *Oligo-éléments* |
|---|---|---|

## PROSTATITE
### (prostatisme chronique)

| Plante | Observations | Oligo-éléments |
|---|---|---|
| **PLÉNITUDE – CHALEUR DE VB ET DE F (BOIS)** | | |
| *Lamier blanc* *Marron d'Inde* *Mauve pourprée* *Nénuphar* | – Prostatisme aigu, congestif plus qu'infectieux ; dysurie, pollakiurie. | – Manganèse – Zinc |
| **PLÉNITUDE – CHALEUR D'IG ET DE C, DE TR ET DE MC (FEU)** | | |
| *Mauve pourprée* *Nénuphar* *Thuya* | – Prostatite aiguë. | – Cuivre |
| **PLÉNITUDE – CHALEUR D'E ET DE Rt (TERRE)** | | |
| *Marron d'Inde* *Thuya* | – Prostatite aiguë et chronique. | – Zinc-Nickel-Cobalt et – Zinc, ou – Cuivre |
| **VIDE – FROID D'E ET DE Rt (TERRE)** | | |
| *Marron d'Inde* *Thuya* | – Prostatisme chronique. – Diathèse et constitution la plus fréquente. | – Zinc-Nickel-Cobalt – Zinc – Magnésium |
| **PLÉNITUDE – CHALEUR DE V ET DE R (EAU)** | | |
| *Busserole* *Nénuphar* *Thuya* | – Prostatite aiguë surtout (colibacillose notamment) | – Cuivre |
| **VIDE – FROID DE V ET DE R (EAU)** | | |
| *Busserole* *Pin* *Thuya* | – Prostatisme chronique, prostatite subaiguë traînante. | – Cuivre – Cuivre-Or-Argent |

| Plante | Observations | Oligo-éléments |
|--------|-------------|----------------|

## PRURIT
### (urticaire)

| PLÉNITUDE – CHALEUR DE VB ET DE F (BOIS) | | |
|---|---|---|
| *Champignon de couche* <br> ± *Gelsemium* <br> *Hamamelis de Virginie* <br> *Marjolaine* <br> *Noisetier* <br> *Ortie* <br> *Plantain* <br> *Radis noir* <br> *Verge d'or* | – Terrain allergique et dystonique. <br> – Prurit, urticaire, œdème de Quincke. <br> – Eczéma de contact, eczéma variqueux. | – Manganèse <br> – Soufre, Nickel-Cobalt |
| **VIDE – FROID DE VB ET DE F (BOIS)** | | |
| *Pensée sauvage* | – Insuffisance sympathique. <br> – Prurits, maladies cutanées chroniques. <br> – Prurits des grandes insuffisances hépatiques. | – Manganèse (symptomatique) <br> – Cuivre <br> – Phosphore <br> – Nickel-Cobalt (symptomatique) |
| **PLÉNITUDE – CHALEUR DE TR ET DE MC, D'IG ET DE C (FEU)** | | |
| *Hamamelis de Virginie* | – Terrain allergique et dystonique. <br> – Prurit, urticaire, œdème de Quincke. <br> – Eczéma de contact, eczéma variqueux. | – Manganèse-Cobalt <br> – Soufre <br> – Iode <br> – Nickel-Cobalt (symptomatique) |
| **PLÉNITUDE – CHALEUR D'E ET DE Rt (TERRE)** | | |
| *Fumeterre* <br> *Olivier* <br> *Ronce* | – Prurit diabétique, circulatoire, d'eczéma et mycoses par chaleur-humidité. | – Zinc-Nickel-Cobalt <br> – Manganèse-Cobalt <br> – Soufre <br> – ± Manganèse (effet symptomatique) |

| Plante | Observations | Oligo-éléments |
|---|---|---|
| **VIDE – FROID D'E ET DE Rt (TERRE) ou de GI ET DE P (MÉTAL)** | | |
| *Fucus*<br>*Laminaires*<br>*Myrtille* | – Désadaptation, hyposthénie.<br>– Pruits des maladies cutanées chroniques. | – Zinc-Cuivre ou Manganèse-Cuivre<br>– Phosphore<br>– Nickel-Cobalt |
| **PLÉNITUDE – CHALEUR DE V ET DE R (EAU)** | | |
| *Bouleau*<br>*Bruyère* | – Hypersurrénalisme.<br>– Troubles éliminatoires rénaux. | – Manganèse-Cobalt<br>– Soufre<br>– Nickel-Cobalt |

### PRURIT VULVAIRE

| | | |
|---|---|---|
| **PLÉNITUDE – CHALEUR DE VB ET DE F (BOIS)** | | |
| *Alchemille+++*<br>*Hamamelis*<br>*Noisetier* | – Etiologies :<br>– Allergique : nylon.<br>– Herpès (voir ce terme).<br>– Psychique.<br>– Idiopathique. | – Manganèse<br>– Soufre<br>– Zinc-Nickel-Cobalt |
| **PLÉNITUDE – CHALEUR D'IG ET DE C, DE TR ET DE MC (FEU)** | | |
| *Hamamelis*<br>*Noisetier* | – Etiologies :<br>– Idiopathique, ou<br>– Psychique surtout : attente sexuelle et excitation. | – Manganèse-Cobalt<br>– Zinc-Nickel-Cobalt |
| **PLÉNITUDE – CHALEUR D'E ET DE Rt (TERRE)** | | |
| *Alchemille+++* | – Etiologies :<br>– Diabète surtout.<br>– Parasitose.<br>– Mycose.<br>– Idiopathique. | – Zinc-Nickel-Cobalt<br>– Nickel-Cobalt |

### PTOSE ANALE

| | | |
|---|---|---|
| **VIDE – FROID DE GI ET DE P (MÉTAL)** | | |
| *Aunée*<br>*Chêne*<br>*Cochlearia*<br>*Thym* | – Terrain hyposthénique, vagotonique ; colitique chronique.<br>– Etiologie vide-froid par épuisement du Qi du poumon et vide de gros intestin : sujets âgés, maladie chronique. | – Manganèse-Cuivre |

| Plante | Observations | Oligo-éléments |
|--------|-------------|----------------|

## PTOSE GASTRIQUE
### (atonie digestive)

| VIDE – FROID D'E ET DE Rt (TERRE) | | |
|---|---|---|
| *Angélique*<br>*Aunée*<br>*Cannelle*<br>*Chardon béni*<br>*Chêne*<br>*Cochlearia*<br>*Eucalyptus*<br>*Fenouil*<br>*Gentiane*<br>*Ginseng*<br>*Hysope*<br>*Lavande*<br>*Lierre terrestre*<br>*Millepertuis*<br>*Sarriette*<br>*Sauge*<br>*Thym* | – Terrain hyposthénique ou désadaptation.<br>– Sujets lymphatiques, hypothyroïdiens.<br>– Ptose gastrique par vide de rate-yang et d'estomac : épuisement par maladie, maigreur, cachexie, sujets âgés. | – Manganèse-Cuivre<br>– Cuivre-Or-Argent |

## RACHITISME

| VIDE – FROID D'E ET DE Rt (TERRE) | | |
|---|---|---|
| *Angélique*<br>*Aunée*<br>*Cassis*<br>*Chêne*<br>*Crithme maritime*<br>*Fénugrec*<br>*Fucus*<br>*Gentiane*<br>*Houblon*<br>*Laminaires*<br>*Levure de bière*<br>*Noyer*<br>*Prêle*<br>*Sauge*<br>*Thym* | – Désadaptation hypophyso-gonadique.<br>– Retard de croissance, enfant gros et mou. | – Zinc-Cuivre<br>– Manganèse-Cuivre<br>– Magnésium<br>– Phosphore<br>– Fluor |

| *Plante* | *Observations* | *Oligo-éléments* |
|---|---|---|
| **VIDE – FROID DE GI ET DE P (MÉTAL)** | | |
| *Angélique* *Avoine* *Cassis* *Chêne* *Crithme maritime* *Fénugrec* *Fucus* *Houblon* *Laminaires* *Levure de bière* *Ményanthe* *Noyer* *Ortie piquante* *Pin sylv.* *Prêle* *Romarin* *Sauge* *Thym* | – Terrain hyposthénique, vagotonique. – Maigreur, anorexie, sensibilité au bacille BK. – Terrain type du rachitisme. | – Manganèse-Cuivre – Magnésium – Phosphore – Fluor |
| **VIDE – FROID DE V ET DE R (EAU)** | | |
| *Angélique* *Aunée* *Cassis* *Fucus* *Laminaires* *Levure de bière* *Pin sylv.* *Prêle* *Romarin* *Sauge* *Thym* | – Terrain anergique, vagotonique, souvent associé au terrain hyposthénique. – Maigreur, chétivité. | – Cuivre-Or-Argent – Manganèse-Cuivre – Magnésium – Phosphore – Fluor |

**RÉTINOPATHIE**

| | | |
|---|---|---|
| **VIDE – FROID DE VB ET DE F (BOIS)** | | |
| *Cassis* *Myrtille* *Piloselle* | – Terrain allergique, insuffisant sympathique, déficience hépatique. – Sujets plus souvent nerveux que colériques. – Troubles du pourpre rétinien, atteinte de la rétine : héméralopie, rétinite. | – Manganèse – Soufre – Magnésium |

| Plante | Observations | Oligo-éléments |
|---|---|---|
| **PLÉNITUDE – CHALEUR D'E ET DE Rt (TERRE)** | | |
| *Cassis* <br> *Myrtille (hémor.* <br> *du diabète,* <br> *HTA, fragilité* <br> *capillaire,* <br> *hémor. réti-* <br> *nienne)* | – Terrain pléthorique, hypopancréatique. <br> – Etiologie : artériosclérose, hyperten- <br> sion artérielle, diabète. | – Manganèse- <br> Cobalt |

## RHINITE AIGUË
### (rhinite allergique)

| Plante | Observations | Oligo-éléments |
|---|---|---|
| **PLÉNITUDE – CHALEUR DE FOIE-YANG (BOIS)** | | |
| *Anémone pulsat.* <br> *Ballote* <br> *Champignon de* <br> *couche* <br> *Euphraise* <br> *Gelsémium* <br> *Lavande* <br> *Mouron rouge* <br> *Plantain* <br> *Radis noir* <br> *Valériane* | – Terrain allergique, hyperthyroïdien, <br> sympathicotonique, nerveux ou colé- <br> rique. <br> – Rhinites allergiques aux pollens, gram- <br> minées surtout, rhume des foins. <br> – Aggravation au printemps. <br> – Eternuements, rhinorrhée irritante, <br> conjonctivite, ± asthme. | – Manganèse <br> – Soufre <br> – Magnésium <br> – Phosphore |

## RHINITE CHRONIQUE
### (rhinorrhée, rhinopharyngite chronique)

| Plante | Observations | Oligo-éléments |
|---|---|---|
| **VIDE – FROID D'E ET DE Rt (TERRE)** | | |
| *Fucus* <br> *Gentiane* <br> *Laminaires* | – Terrain désadapté. <br> – Enfant ou adulte obèse, frileux, <br> amorphe. <br> – Rhinopharyngite chronique. | – Manganèse- <br> Cuivre <br> – ± Zinc-Cuivre |
| **VIDE – FROID DE GI ET DE P (MÉTAL)** | | |
| *Euphraise* <br> *Fucus* <br> *Laminaires* <br> *Lavande* <br> *Myrte (liquide* <br> *clair)* | – Terrain hyposthénique, longiligne. <br> – Rhinopharyngite chronique, rhinite <br> chronique, rhinite de liquide clair, <br> aggravées par le froid, les aliments <br> froids. | – Manganèse- <br> Cuivre |

| Plante | Observations | Oligo-éléments |
|--------|--------------|----------------|

### RHINOPHARYNGITE AIGUË
(coryza, rhume, trachéite, laryngite)

| | | |
|--------|--------------|----------------|
| **PLÉNITUDE – CHALEUR D'E ET DE Rt (TERRE)** | | |
| *Aigremoine*<br>*Alchemille* | – Terrain hypopancréatique.<br>– Rhinopharyngite bactérienne accompagnée ou non de stomatite. | – Zinc-Nickel-<br>  Cobalt<br>– Cuivre<br>– Argent |
| **VIDE – FROID D'E ET DE Rt (TERRE)** | | |
| *Bistorte*<br>*Cannelle*<br>*Citron*<br>*Cyprès*<br>*Eucalyptus*<br>*Germandrée*<br>*Lavande*<br>*Lierre grimpant*<br>  *(trach. laryng.)*<br>*Mauve*<br>*Réglisse*<br>*Sauge* | – Terrain désadapté.<br>– Rhinopharyngite, rhume par humidité.<br>– Brochorrhée, salivation. | – Manganèse-<br>  Cuivre<br>– Cuivre<br>– Argent |
| **PLÉNITUDE – CHALEUR DE GI ET DE P (MÉTAL)** | | |
| *Aigremoine*<br>*Bardane*<br>*Bourrache*<br>*Citron*<br>*Cyprès*<br>*Eucalyptus*<br>*Guimauve (pectorale, émoliente pour sécheresse)*<br>*Marrube blanc (sèche)*<br>*Niaouli*<br>*Pin sylv.*<br>*Pulmonaire* | – Terrain hyposthénique.<br>– Rhinopharyngite aiguë, hyperthermique, absence de sueur.<br>– Etiologie bactérienne surtout. | – Cuivre<br>– Argent |

| Plante | Observations | Oligo-éléments |
|---|---|---|
| **VIDE – FROID DE GI ET DE P (MÉTAL)** | | |
| *Bistorte (bronchite, pharyngite)*<br>*Bryone (avec hypersécrétions)*<br>*Cajeput*<br>*Cyprès*<br>*Drosera (laryngite)*<br>*Eucalyptus*<br>*Lavande*<br>*Lierre grimpant (trach. laryng.)*<br>*Mauve*<br>*Niaouli*<br>*Ortie piquante*<br>*Patience (trachéite)*<br>*Pin sylv.*<br>*Plantain (laryngite)*<br>*Réglisse (laryng. trach.)*<br>*Sauge*<br>*Thym*<br>*Tussilage* | – Terrain hyposthénique.<br>– Atteinte fréquente et récidivante chez l'enfant comme chez l'adulte en automne et en hiver.<br>– Rhinopharyngite aiguë, rhume du cerveau, refroidissements, laryngites, trachéites.<br>– Etiologie essentiellement virale. | – Manganèse-Cuivre<br>– Cuivre |
| **VIDE – FROID DE V ET DE R (EAU)** | | |
| *Romarin*<br>*Verge d'or* | – Terrain anergique.<br>– Rhinopharyngites sévères ou fréquentes par insuffisance des défenses. | – Cuivre-Or-Argent<br>– Cuivre<br>– Argent |

| *Plante* | *Observations* | *Oligo-éléments* |
|---|---|---|

## RHUMATISMES

### PLÉNITUDE – CHALEUR DE VB ET DE F (BOIS)

| | | |
|---|---|---|
| *Achillée*<br>*Artichaut*<br>*Citron*<br>*Cyprès*<br>*Epine vinette*<br>*Frêne*<br>*Pensée sauvage*<br>*Pissenlit*<br>*Reine des prés*<br>*Térébenthine*<br>*Tilleul sauv.* | – Terrain arthritique, sympathicoto-nique, hyperthyroïdien.<br>– Arthritisme, goutte, coxalgie, gonalgie externe (34VB), arthrite de l'hépatite. | – Manganèse<br>– Soufre<br>– Magnésium<br>– Phosphore |

### PLÉNITUDE – CHALEUR D'IG ET DE C, DE TR ET DE MC (FEU)

| | | |
|---|---|---|
| *Achillée (arthrose)*<br>*Artichaut*<br>*Bouleau*<br>*Bourrache*<br>*Cassis*<br>*Orthosiphon*<br>*Reine des prés*<br>*Tilleul sauv.* | – Terrain neuro-arthritique, dystonique, hyperpituitaire, hypermétabolique, âge mûr.<br>– Arthrite augmentée par la chaleur.<br>– Arthrose.<br>– Arthritisme et troubles d'élimination. | – Manganèse-Cobalt<br>– Iode<br>– Soufre<br>– Magnésium<br>– Phosphore<br>– Potassium |

### PLÉNITUDE – CHALEUR D'E ET DE Rt (TERRE)

| | | |
|---|---|---|
| *Aigremoine*<br>*Alchemille*<br>*Arnica*<br>*Bardane*<br>*Bouleau*<br>*Cassis*<br>*Citron*<br>*Douce amère*<br>*Eucalyptus*<br>*Frêne*<br>*Genévrier*<br>*Maïs*<br>*Murier sauvage*<br>*Prêle (arthrite)*<br>*Reine des prés*<br>*Térébenthine*<br>*Verveine* | – Terrain pléthorique, insuffisant vagal, hypopancréatique, ± diabétique.<br>– Arthroses, arthrose du diabète, hype-rostose vertébrale engainante.<br>– Rhumatismes psoriasiques (nué chaud).<br>– Arthrites septiques (chaleur).<br>– Chondrocalcinose. | – Manganèse-Cobalt<br>– Iode<br>– Soufre<br>– Zinc-Nickel-Cobalt<br>– Magnésium<br>– Phosphore<br>– Potassium |

| Plante | Observations | Oligo-éléments |
|---|---|---|
| **VIDE – FROID D'E ET DE Rt (TERRE)** | | |
| *Chardon béni (v. noyer)*<br>*Cyprès*<br>*Douce amère*<br>*Eucalyptus*<br>*Fucus*<br>*Germandrée*<br>*Laminaires*<br>*Ményanthe*<br>*Millepertuis*<br>*Noyer (arthrites, monoarthrites, polyarthrites, fièvre de malte)*<br>*Origan*<br>*Patience*<br>*Piloselle*<br>*Prêle*<br>*Sauge*<br>*Térébenthine* | – Terrain désadapté hypophyso-gonadique, vagotonique, hypothyroïdien.<br>– Arthrose avec ostéoporose.<br>– Arthrite des collagénoses.<br>– Polyarthrite rhumatoïde.<br>– Pseudopolyarthrite rhizomélique.<br>– Rhumatisme palyndromique.<br>– Arthrite paranéoplasique.<br>– Arthrite des hémopathies.<br>– Arthrite de la maladie de Whipple.<br>– Arthrite de la maladie de Crohn (grêle). | – Zinc-Cuivre<br>– Manganèse-Cuivre<br>– Cuivre-Or-Argent<br>– Soufre<br>– Magnésium<br>– Phosphore<br>– Potassium<br>– Fluor |
| **PLÉNITUDE – CHALEUR DE GI ET DE P (MÉTAL)** | | |
| *Aigremoine*<br>*Bourrache*<br>*Citron*<br>*Douce amère*<br>*Frêne*<br>*Genévrier*<br>*Reine des prés*<br>*Térébenthine* | – Terrain hyposthénique, artérioscléreux, hyperglycémique.<br>– Arthroses, arthrose du diabète (consum. super.).<br>– Rhumatismes déformants.<br>– Polyarthrite rhumatoïde (nué chaud). | – Manganèse-Cobalt<br>– ± Manganèse-Cuivre<br>– ± Zinc-Nickel-Cobalt<br>– Magnésium<br>– Phosphore<br>– Potassium |

| *Plante* | *Observations* | *Oligo-éléments* |
|---|---|---|
| **VIDE – FROID DE GI ET DE P (MÉTAL)** | | |
| *Bryone*<br>*Cajeput*<br>*Chardon béni*<br>   *(arthrites,*<br>   *monoarthrites,*<br>   *polyarthrites,*<br>   *fièvre de malte)*<br>*Cochlearia*<br>*Cyprès*<br>*Douce amère*<br>*Eucalyptus*<br>*Fucus*<br>*Germandrée*<br>*Hysope*<br>*Laminaires*<br>*Millepertuis*<br>*Niaouli*<br>*Noyer*<br>*Origan*<br>*Orme*<br>*Patience*<br>*Pin*<br>*Prêle*<br>*Sassafras*<br>*Sauge*<br>*Térébenthine*<br>*Thym* | – Terrain hyposthénique, lymphatique, vagotonique, hypothyroïdien, hyper-parathyroïdien.<br>– Périarthrite scapulo-humérale.<br>– Arthrose avec décalcification (vit. D).<br>– Arthrite des collagénoses, paranéoplasiques, des hémopathies.<br>– Spondylarthrite ankylosante.<br>– Polyarthrite rhumatoïde (nué froid).<br>– Arthrite de la maladie de Crohn, de la RCH.<br>– Rhumatisme psoriasique (nué froid). | – Manganèse-Cuivre<br>– Cuivre-Or-Argent<br>– Soufre<br>– Magnésium<br>– Phosphore<br>– Potassium<br>– Fluor |

| Plante | Observations | Oligo-éléments |
|--------|--------------|----------------|
| PLÉNITUDE – CHALEUR DE V ET DE R (EAU) | | |
| *Bouleau*<br>*Bourrache*<br>*Bugrane*<br>*Cassis*<br>*Epine vinette*<br>*Frêne*<br>*Genévrier*<br>*Maïs*<br>*Orthosiphon*<br>*Pissenlit*<br>*Reine des prés*<br>*Sassafras*<br>*Sureau noir*<br>*Térébenthine*<br>*Verge d'or*<br>*Vergerette du<br>  Can.* | – Terrain hypersurrénalien, sympathico-tonique.<br>– Arthrites infectieuses (chaleur).<br>– Arthrose.<br>– Arthritisme et troubles d'élimination urinaire. | – Manganèse-<br>  Cobalt<br>– Iode<br>– Soufre<br>– Magnésium<br>– Phosphore<br>– Potassium |

| Plante | Observations | Oligo-éléments |
|---|---|---|
| **VIDE – FROID DE V ET DE R (EAU)** | | |
| *Achillée*<br>*Bruyère*<br>*Cajeput*<br>*Cassis (bourgeon)*<br>*Chèvrefeuille*<br>*Eucalyptus*<br>*Fucus*<br>*Galeopsis*<br>*Garance*<br>*Gentiane*<br>*Ginseng*<br>*Girofle*<br>*Hysope*<br>*Laminaires*<br>*Lavande*<br>*Livèche*<br>*Mouron blanc*<br>*Niaouli*<br>*Ortie*<br>*Pin*<br>*Prêle*<br>*Romarin*<br>*Sassafras*<br>*Sureau noir*<br>*Térébenthine*<br>*Thuya*<br>*Thym* | – Terrain anergique, hyposurrénalien, vagotonique (vide des os et des moelles), terrain déminéralisé.<br>– Arthrose avec déminéralisation.<br>– Ostéoporose, maladie de Paget.<br>– Ostéoses malignes.<br>– Arthrites de la RCH, de la maladie de Crohn, des collagénoses.<br>– Spondylarthrite ankylosante, polyarthrite rhumatoïde (nué froid).<br>– Consolidation de fracture. | – Cuivre-Or-Argent<br>– Manganèse-Cuivre<br>– Soufre<br>– Magnésium<br>– Phosphore<br>– Potassium<br>– Fluor |

## RHUMATISME ARTICULAIRE AIGU

| | | |
|---|---|---|
| **PLÉNITUDE – CHALEUR D'IG ET DE C (FEU IMPÉRIAL)** | | |
| *Bourrache* | – Forme suraiguë d'une atteinte streptococcique. | – Cuivre<br>– Cuivre-Or-Argent |
| **VIDE – FROID DE V ET DE R (EAU)** | | |
| *Bourrache*<br>*Reine des prés* | – Maladie du terrain anergique, insuffisant surrénalien. | – Cuivre<br>– Cuivre-Or-Argent |

| *Plante* | *Observations* | *Oligo-éléments* |
|---|---|---|

## ROUGEOLE

| | | |
|---|---|---|
| **PLÉNITUDE – CHALEUR D'IG ET DE C (FEU IMPÉRIAL)** | | |
| **Bourrache** **Reine des prés** *(sudorification en cas de complication)* | – Forme rare de début hyperthermique, menace de complications neurologiques. | – Cuivre |
| **VIDE – FROID D'IG ET DE C (FEU IMPÉRIAL)** | | |
| **Genêt** *(diurétique)* | – Sujet anergique ; oligurie ; éruption ne sortant pas. | – Cuivre |
| **PLÉNITUDE – CHALEUR DE GI ET DE P (MÉTAL)** | | |
| **Bardane** **Bourrache** **Coquelicot** **Eucalyptus** **Pulmonaire** | – Complications respiratoires ; hyperthermie chez un enfant lymphatique, anergique (condensation du froid des poumons en chaleur). | – Cuivre |
| **VIDE – FROID DE GI ET DE P (FROID ET CHAUD) (MÉTAL)** | | |
| **Cannelle** **Chardon béni** **Coquelicot** **Eucalyptus** **Millepertuis** **Pin** **Thym** **Tussilage** | – Forme habituelle et banale. – Sujets lymphatiques les plus prédisposés. | – Cuivre – Manganèse-Cuivre (dans les suites) |

## SCARLATINE

| | | |
|---|---|---|
| **PLÉNITUDE – CHALEUR D'IG ET DE C (FEU IMPÉRIAL)** | | |
| **Bourrache** **Eucalyptus** **Reine des prés** | – Constitution FEU ; enfants de caractère sentimental ou passionné, les plus prédisposés et sensibles aux complications, car maladie chaleur (hyperthermie, convulsions). | – Cuivre |

| Plante | Observations | Oligo-éléments |
|--------|--------------|----------------|

## SCLÉROSE EN PLAQUES

### VIDE – FROID DE VB ET DE F (BOIS)

| Plante | Observations | Oligo-éléments |
|--------|--------------|----------------|
| *Anémone hépatique*<br>*Ginseng*<br>*Lavande*<br>*Menthe*<br>*Romarin*<br>*Sauge* | – La SEP est un weï de foie, atteignant les sujets BOIS-EAU yin par prédilection. | – Manganèse<br>– Soufre<br>– Cuivre-Or-Argent |

## SCORBUT

### VIDE – FROID D'E ET DE Rt (TERRE)

| Plante | Observations | Oligo-éléments |
|--------|--------------|----------------|
| *Angélique*<br>*Citron*<br>*Cochlearia*<br>*Crithme maritime*<br>*Fumeterre*<br>*Houblon*<br>*Ményanthe* | – Avitaminose C touchant le territoire énergétique de la rate, et épuisant le yang de l'organe. | |

## SÉNESCENCE
### (vieillissement, vitalité, *voir aussi artériosclérose*)

### VIDE – FROID D'E ET DE Rt (TERRE)

| Plante | Observations | Oligo-éléments |
|--------|--------------|----------------|
| *Fucus*<br>*Gentiane*<br>*Ginseng*<br>*Laminaires*<br>*Ményanthe*<br>*Sauge* | – Vide de Qi et de sang par l'âge ou les maladies chroniques. | – Cuivre-Or-Argent<br>– Manganèse-Cuivre |

### VIDE – FROID DE V ET DE R (EAU)

| Plante | Observations | Oligo-éléments |
|--------|--------------|----------------|
| *Fucus*<br>*Ginseng*<br>*Girofle*<br>*Laminaires*<br>*Sauge* | – Epuisement de Jing du rein, de l'énergie Yuan, du Qi du rein, du rein-yang, par l'âge, les abus sexuels, les maladies anergisantes. | – Cuivre-Or-Argent |

| *Plante* | *Observations* | *Oligo-éléments* |
|----------|----------------|------------------|

## SÉQUELLES DE PHLÉBITES

| PLÉNITUDE – CHALEUR D'IG ET DE C, DE TR ET DE MC (FEU) | | |
|---|---|---|
| *Fragon*<br>*Mélilot*<br>*Pensée sauvage*<br>*Vigne rouge* | – Pathologie séquelle de diathèse dystonique, ulcère variqueux. | – Manganèse-<br>  Cobalt<br>– Cobalt<br>– Fluor |

## SINUSITE CHRONIQUE

| PLÉNITUDE – CHALEUR D'E ET DE Rt (TERRE) | | |
|---|---|---|
| *Bourrache*<br>*Cassis*<br>*Citron*<br>*Eucalyptus*<br>*Guimauve*<br>*Niaouli*<br>*Pin*<br>*Pulmonaire*<br>*Sureau noir* | – Terrain désadapté.<br>– Crises déclenchées ou aggravées par la chaleur ; recrudescence l'été.<br>– Sinusites plus maxillaires que frontales. | – Manganèse-<br>  Cuivre<br>– Soufre<br>– Cuivre |
| VIDE – FROID D'E ET DE Rt (TERRE) | | |
| *Algues*<br>*Citron*<br>*Eucalyptus*<br>*Euphraise*<br>*Lavande*<br>*Mauve*<br>*Niaouli*<br>*Pin*<br>*Plantain*<br>*Sureau noir*<br>*Thym*<br>*Tussilage* | – Terrain désadapté.<br>– Crises déclenchées ou aggravées par le froid, l'humidité ; recrudescence en automne et en hiver.<br>– Sinusites plus maxillaires que frontales. | – Manganèse-<br>  Cuivre<br>– Cuivre-Or-<br>  Argent (en hiver)<br>– Soufre<br>– Magnésium |

| Plante | Observations | Oligo-éléments |
|---|---|---|
| **PLÉNITUDE – CHALEUR DE GI ET DE P (MÉTAL)** | | |
| *Bourrache* *Cassis* *Citron* *Eucalyptus* *Guimauve* *Niaouli* *Pin* *Pulmonaire* *Sureau noir* | – Terrain hyposthénique. <br> – Sinusites plus frontales que maxillaires. <br> – Crises déclenchées ou aggravées par la chaleur ; recrudescence en été. | – Manganèse-Cuivre <br> – Soufre <br> – Cuivre |
| **VIDE – FROID DE GI ET DE P (MÉTAL)** | | |
| *Algues* *Citron* *Eucalyptus* *Euphraise* *Lavande* *Mauve* *Niaouli* *Pin* *Plantain* *Sureau noir* *Thym* *Tussilage* | – Terrain hyposthénique. <br> – Sinusites plus frontales que maxillaires. <br> – Crises déclenchées ou aggravées par le froid, l'humidité ; recrudescence en automne et en hiver. | – Manganèse-Cuivre <br> – Cuivre-Or-Argent <br> – Soufre <br> – Magnésium |

## SPASMOPHILIE

| | | |
|---|---|---|
| **PLÉNITUDE – CHALEUR DE FOIE-YANG (BOIS)** | | |
| *Anémone pulsatille* *Ballote fétide* *Champignon de couche* *Gattilier* *Ortie piquante* *Passiflore* *Prêle* *Saule blanc* *Valériane* | – Syndrome type des sujets BOIS, de caractère nerveux et moins souvent colérique, avec déferlement du feu de foie et du maître du cœur : hyperthyroïdisme, hypoparathyroïdisme fonctionnels. <br> – Ces personnes réagissent bien au magnésium et au calcium pondéral. | – Manganèse-Cobalt <br> – Iode <br> – Magnésium <br> – Phosphore <br> – Cobalt <br> – Gélules de Galeopsis en poudre (4 gr par jour) si anergie et caractère sentimental sous-jacent. |

| Plante | Observations | Oligo-éléments |
|---|---|---|
| **VIDE – FROID DE GI ET DE P (MÉTAL)** | | |
| *Algues marines*<br>*Aunée*<br>*Avoine*<br>*Cochlearia*<br>*Fucus*<br>*Ortie piquante*<br>*Prêle* | – Sujet hyposthénique mixte : arthro-infectieux BOIS-yang – MÉTAL-yin ; présente acrocyanose, maigreur, séquelle de rachitisme.<br>– Spasmophilie liée à une perturbation de l'absorption de la vitamine D = hypocalmie patente.<br>– Ces sujets réagissent bien au calcium pondéral.<br>– Selon l'importance du BOIS et du MÉTAL, on fait une ordonnance composée. Attention au fucus si le sujet est plus BOIS-yang. | – Manganèse-Cuivre<br>– Magnésium<br>– Iode<br>– Phosphore |
| **VIDE – FROID DE V ET DE R (EAU)** | | |
| *Citron*<br>*Eleutérocoque*<br>*Géranium*<br>*Gingembre*<br>*Ginseng*<br>*Livèche*<br>*Ortie piquante*<br>*Pin*<br>*Prêle*<br>*Romarin*<br>*Sarriette*<br>*Thym* | – Sujet mixte EAU-BOIS : SHAO-YIN – JUE YIN.<br>– Un potassium bas ou limite complique l'hyperexcitabilité musculaire et provoque asthénie musculaire, crampes, tétanie en rapport avec un déficit du rein-yang (rein et surrénales).<br>– Sujet qui réagit bien au phosphore pondéral et à l'acide phosphorique. | – Cuivre-Or-Argent<br>– Phosphore<br>– Magnésium |

## STÉRILITÉ

| | | |
|---|---|---|
| **PLÉNITUDE – CHALEUR DE VB ET DE F (BOIS)** | | |
| *Gattilier*<br>*Grémil* | – Stérilité anovulatoire par emballement diencéphalo-hypophysaire.<br>– Terrain hyperthyroïdien. | – Manganèse-Cobalt<br>– Iode |

| Plante | Observations | Oligo-éléments |
|---|---|---|
| **VIDE – FROID D'E ET DE Rt (TERRE)** | | |
| *Alchemille+++* *(hypolutéïnie)* *Armoise* *Aunée+++* *Carvi* *Cyprès* *Eleutérocoque* *Gentiane* *Géranium* *Ginseng* *Lierre grimpant* *Mouron rouge* *Réglisse* *Sarriette* *Sauge+++* | – Désadaptation hypophyso-gonadique. – Facteurs hypophysaires importants. | – Zinc – Zinc-Cuivre |
| **VIDE – FROID DE GI ET DE P (MÉTAL)** | | |
| *Alchemille+++* *(hypolutéïnie)* *Armoise* *Aunée+++* *Avoine+++* *Cyprès* *Eleutérocoque* *Gentiane* *Géranium+++* *Ginseng* *Lierre grimpant* *Rhubarbe* *Sarriette* *Sauge+++* | – Terrain hypothyroïdien, lymphatique, maigreur, insuffisance du corps jaune. | – Manganèse-Cuivre – Zinc |
| **VIDE – FROID DE V ET DE R (EAU)** | | |
| *Aunée* *Géranium* *Mouron rouge* *Réglisse* *Sauge* | – Déficience gonadique, stéroïdienne, surrénalienne. | – Cuivre-Or-Argent – Zinc – ± Zinc-Cuivre |

| *Plante* | *Observations* | *Oligo-éléments* |
|---|---|---|

## SURDITÉ

| VIDE – FROID DE V ET DE R (EAU) | | |
|---|---|---|
| *Girofle* | – Terrain mixte fréquent : anergique et hyposthénique : surdité congénitale ou précoce.<br>– Pour les surdités yang par plénitude, voir artériosclérose : BOIS, FEU, MÉTAL. | – Manganèse-Cuivre<br>– Cuivre-Or-Argent |

## SYNCOPES
### (lipothymies)

| PLÉNITUDE – CHALEUR DE VB ET DE F (BOIS) | | |
|---|---|---|
| *Angélique*<br>*Lavande*<br>*Mélisse*<br>*Romarin* | – Sympathicotonie.<br>– Hyperthyroïdisme.<br>– Spasmophilie sous-jacente.<br>– Labilité tensionnelle. | – Manganèse<br>– Iode<br>– Soufre<br>– Magnésium<br>– Phosphore |
| **VIDE – FROID DE VB ET DE F (BOIS)** | | |
| *Angélique*<br>*Armoise*<br>*Chardon marie*<br>*Lavande*<br>*Menthe*<br>*Romarin* | – Insuffisance sympathique.<br>– Hypotension.<br>– Insuffisance hépatique profonde. | – Manganèse<br>– Soufre<br>– Magnésium<br>– Phosphore |
| **PLÉNITUDE – CHALEUR D'IG ET DE C, DE TR ET DE MC (FEU)** | | |
| *Lavande*<br>*Mélisse*<br>*Romarin* | – Sympathicotonie et labilité tensionnelle.<br>– Terrain neurotonique ou hystérique. | – Manganèse-Cobalt<br>– Iode<br>– Magnésium<br>– Phosphore |
| **VIDE – FROID D'IG ET DE C, DE TR ET DE MC (FEU)** | | |
| *Angélique*<br>*Lavande* | – Insuffisance sympathique.<br>– Hypotension | – Cuivre-Or-Argent<br>– Magnésium |
| **VIDE – FROID D'E ET DE Rt (TERRE)** | | |
| *Cannelle*<br>*Menthe* | – Sujet vagotonique, mou, hypotension.<br>– Insuffisance immunitaire. | – Zinc-Cuivre<br>– Cuivre-Or-Argent |

| *Plante* | *Observations* | *Oligo-éléments* |
|---|---|---|
| **VIDE – FROID DE GI ET DE P (MÉTAL)** | | |
| *Cannelle* <br> *Menthe* | – Sujet vagotonique, lent, fatiguable, hypotendu. | – Manganèse-Cuivre <br> – Cuivre-Or-Argent |
| **VIDE – FROID DE V ET DE R (EAU)** | | |
| *Girofle* <br> *Romarin* | – Hyposurrénalisme. <br> – Insuffisance sympathique. <br> – Sujet frileux, lombalgique. <br> – Albuminurie. <br> – Hypotension orthostatique. | – Cuivre-Or-Argent <br> – Magnésium <br> – Phosphore |

**SYPHILIS**

| | | |
|---|---|---|
| **FROID ET CHAUD DE VB ET DE F (BOIS)** | | |
| *Bardane* <br> *Douce amère* | – La syphilis en médecine chinoise est considérée comme transformation du vent en « froid-chaud ». | – Cuivre |

**TACHYCARDIE**
**(palpitations, extrasystoles, douleurs du cœur, éréthysme cardio-vasculaire)**

| | | |
|---|---|---|
| **PLÉNITUDE – CHALEUR DE VB ET DE F (BOIS)** | | |
| *Agripaume (car-diothyréose)* <br> *Anémone puls.* <br> *Ballote ±* <br> *Epiaires* <br> *Gattilier* <br> *Marjolaine* <br> *Mélisse* <br> *Muguet (cardio-thyréose)* <br> *Navet (cardiothy-réose)* <br> *Oranger amer* <br> *Passiflore* <br> *Prêle* <br> *Romarin* <br> *Valériane* | – Terrain sympathicotonique, hyperthy-roïdien, allergique-arthritique. <br> – Irritabilité, nervosisme. <br> – Hyperthyroïdie avec cardiothyréose, maladie de Bouveret, maladie de Bar-low, etc. | – Manganèse <br> – Iode <br> – Soufre <br> – Phosphore <br> – Cobalt |

| Plante | Observations | Oligo-éléments |
|---|---|---|
| **PLÉNITUDE – CHALEUR D'IG ET DE C, DE TR ET DE MC (FEU)** | | |
| *Achillée*<br>*Aubépine*<br>*Fumeterre*<br>*Gattilier*<br>*Gui*<br>*Lavande*<br>*Lotier corniculé*<br>*Marrube*<br>  *blanc+++*<br>  *(associé à aubé-*<br>  *pine)*<br>*Mélisse*<br>*Muguet*<br>*Oranger amer*<br>*Passiflore*<br>*Rauwolfia*<br>*Romarin*<br>*Tilleul*<br>*Valériane*<br>*Ylang Ylang* | – Contexte psychique, neurotonique (gattilier) ou pléthorique (gui).<br>– Coronaropathie, extrasystoles surtout.<br>– Tachycardie de l'hyperthyroïdie (muguet). | – Manganèse-Cobalt<br>– Cobalt, Iode<br>– Phosphore |
| **VIDE – FROID D'IG ET DE C, DE TR ET DE MC (FEU)** | | |
| *Adonis*<br>*Agripaume*<br>*Cassis (bourgeons)*<br>*Digitale*<br>*Genêt*<br>*Hellebore noir*<br>*Hellebore vert*<br>*Laurier rose*<br>*Lavande* | – Insuffisance sympathique.<br>– Tachycardie en salve.<br>– Insuffisance cardiaque.<br>– Asystolie. | – Cuivre-Or-Argent<br>– Phosphore<br>– Cobalt |
| **PLÉNITUDE – CHALEUR D'E ET DE Rt (TERRE)** | | |
| *Aubépine*<br>*Carvi*<br>*Fumeterre+++*<br>*Mélisse*<br>*Olivier+++*<br>*Valériane* | – Terrain insuffisant vagal, hypopancréa-tique, vasculaire.<br>– Contexte franc de pléthore, d'obésité, de coronopathie.<br>– Gêne cardiaque des hernies hiatales. | – Manganèse-Cobalt<br>– Phosphore<br>– Cobalt<br>– Iode |

| Plante | Observations | Oligo-éléments |
|---|---|---|
| **PLÉNITUDE – CHALEUR DE GI ET DE P (MÉTAL)** | | |
| *Aubépine+++*<br>*Marrube*<br>   *blanc+++*<br>*Pulmonaire+++* | – Terrain hyposthénique, vasculaire.<br>– Sujets flegmatiques, apathiques, avec complications cardiaques de coronaropathie, d'HTA, de bronchite chronique. | – Manganèse-<br>   Cobalt<br>– Phosphore<br>– Cobalt<br>– Iode |
| **PLÉNITUDE – CHALEUR DE V ET DE R (EAU)** | | |
| *Bourrache*<br>*Bourse à pasteur*<br>*Passiflore*<br>*Pulmonaire*<br>*Valériane*<br>*Ylang Ylang* | – Sympathicotonie, hypersurrénalisme, feu de Ming Men. | – Manganèse-<br>   Cobalt<br>– Phosphore<br>– Cobalt<br>– Iode |

## TICS

| | | |
|---|---|---|
| **PLÉNITUDE – CHALEUR DE VB ET DE F (BOIS)** | | |
| *Gelsemium* | – Pathologie pure de la diathèse I = syndrome de plénitude de vésicule.<br>– Tics du visage, des yeux, blépharospasme. | – Manganèse<br>– Soufre<br>– Magnésium |

## TOUX

| | | |
|---|---|---|
| **PLÉNITUDE – CHALEUR DE VB ET DE F (BOIS)** | | |
| *Anémone pulsatille*<br>*Cyprès*<br>*Euphraise*<br>*Nénuphar*<br>*Oranger amer*<br>*Radis noir*<br>*Tilleul* | – Terrain allergique.<br>– Toux spasmodique de la coqueluche, de l'asthme-yang (pollen, graminées, voir asthme). | – Manganèse<br>– Manganèse-<br>   Cuivre<br>– Soufre |
| **PLÉNITUDE – CHALEUR D'E ET DE Rt (TERRE)** | | |
| *Tilleul* | – Terrain hypopancréatique, pléthorique.<br>– Toux dans les atteintes respiratoires par chaleur-humidité. | – Zinc-Nickel-<br>   Cobalt |

| Plante | Observations | Oligo-éléments |
|---|---|---|
| **VIDE – FROID D'E ET DE Rt (TERRE)** | | |
| *Aunée*<br>*Cyprès*<br>*Douce amère*<br>*Fénugrec*<br>*Lavande (coqueluche)*<br>*Lierre grimpant* | – Terrain désadapté.<br>– Toux au cours des atteintes respiratoires par eau-humidité (virales surtout). | – Manganèse-Cuivre<br>– ± Zinc-Cuivre |
| **PLÉNITUDE – CHALEUR DE GI ET DE P (MÉTAL)** | | |
| *Coquelicot*<br>*Eucalyptus*<br>*Guimauve*<br>*Marrube blanc*<br>*Mélilot*<br>*Pulmonaire* | – Terrain hyposthénique.<br>– Toux au cours des atteintes par chaleur-sécheresse (bactériennes surtout). | – Manganèse-Cuivre |
| **VIDE – FROID DE GI ET DE P (MÉTAL)** | | |
| *Aunée*<br>*Cyprès*<br>*Douce amère*<br>*Drosera*<br>*Eucalyptus*<br>*Hysope*<br>*Lavande (coqueluche)*<br>*Lierre grimpant*<br>*Lierre terrestre*<br>*Mauve*<br>*Menthe*<br>*Patience*<br>*Origan*<br>*Réglisse*<br>*Thym*<br>*Tussilage* | – Terrain hyposthénique.<br>– Toux au cours des refroidissements (atteintes du froid, virales surtout). | – Manganèse-Cuivre |

| *Plante* | *Observations* | *Oligo-éléments* |
|---|---|---|

## TREMBLEMENTS

**VIDE – FROID DE R (seulement)**

| *Datura·* *Ginseng* *Girofle* *Jusquiame* *Menthe* | – L'origine essentielle des tremblements yin, c'est le rein : tremblements séniles, Parkinson, émotivité et inhibition.<br>–·Les tremblements yang se traitent comme sympathicotonie, angoisse (v. ces termes). | – Cuivre-Or-Argent |
|---|---|---|

## TROUBLES DE LA MÉMOIRE

**PLÉNITUDE – CHALEUR DE VB ET DE F (BOIS)**

| *Mélisse* | – Perte de mémoire lacunaire par émotivité, trac ou hystérie (voir folie agitée). | – Manganèse<br>– Iode<br>– Soufre<br>– Magnésium<br>– Phosphore |
|---|---|---|

**VIDE – FROID DE VB ET DE F (BOIS)**

| *Chardon marie* *Ginseng* | – Insuffisance hépatique importante, pâleur, lipothymie.<br>– Amnésie antérograde, type Korsakoff. | – Cuivre-Or-Argent<br>– Manganèse<br>– Soufre<br>– Aluminium |
|---|---|---|

**PLÉNITUDE – CHALEUR D'IG ET DE C, DE TR ET DE MC (FEU)**

| *Mélisse* | – Amnésie hystérique, lacunaire, perte de mémoire par trac, artériosclérose. | – Manganèse-Cobalt<br>– Iode<br>– Soufre |
|---|---|---|

**VIDE – FROID D'IG ET DE C, DE TR ET DE MC (FEU)**

| *Chardon marie* *Ginseng* | – Amnésie des faits récents, artériosclérose, ramollissement cérébral.<br>– Vide de Qi du cœur (Shen). | – Manganèse-Cobalt<br>– Cuivre-Or-Argent<br>– Aluminium |
|---|---|---|

| Plante | Observations | Oligo-éléments |
|---|---|---|
| **PLÉNITUDE – CHALEUR D'E ET DE Rt (TERRE)** | | |
| *Mélisse* | – Perte de mémoire des faits récents ou anciens (amnésie globale) par artériosclérose cérébrale, états maniaques. | – Manganèse-Cobalt<br>– Cuivre-Or-Argent<br>– Aluminium<br>– Lithium |
| **VIDE – FROID D'E ET DE Rt (TERRE)** | | |
| *Coriandre*<br>*Ginseng* | – Perte de mémoire des faits récents par ramollissement cérébral, psychose maniaco-dépressive, névrose obsessionnelle. | – Manganèse-Cuivre<br>– Cuivre-Or-Argent<br>– Aluminium<br>– Lithium |
| **VIDE – FROID DE GI ET DE P (MÉTAL)** | | |
| *Basilic*<br>*Coriandre*<br>*Ginseng*<br>*Girofle*<br>*Romarin* | – Perte de mémoire des faits récents, ramollissement cérébral, obsession, schizophrénie. | – Manganèse-Cuivre<br>– Aluminium<br>– Lithium |
| **VIDE – FROID DE V ET DE R (EAU)** | | |
| *Basilic*<br>*Ginseng*<br>*Girofle*<br>*Romarin* | – Perte de mémoire des faits récents ou amnésie globale, ramollissement cérébral, état dépressif, mélancolie, stupeur. | – Cuivre-Or-Argent<br>– Aluminium |

## TUBERCULOSE

| | | |
|---|---|---|
| **VIDE – FROID D'E ET DE Rt (TERRE)** | | |
| *Angélique*<br>*Aunée*<br>*Bistorte*<br>*Chêne*<br>*Citron*<br>*Fénugrec*<br>*Gentiane*<br>*Hysope*<br>*Noyer*<br>*Prêle*<br>*Quinquina*<br>*Sauge* | – Terrain désadapté, hypothyroïdien.<br>– Tuberculose pulmonaire, génitale surtout. | – Manganèse-Cuivre<br>– Cuivre-Or-Argent<br>Contre-indication : manganèse-cobalt |

| Plante | Observations | Oligo-éléments |
|--------|--------------|----------------|
| **VIDE – FROID DE GI ET DE P (MÉTAL)** | | |
| *Angélique*<br>*Aunée*<br>*Bistorte*<br>*Cajeput*<br>*Capucine*<br>*Chêne*<br>*Citron*<br>*Eucalyptus*<br>*Girofle*<br>*Hysope*<br>*Myrte*<br>*Niaouli*<br>*Noyer*<br>*Origan*<br>*Ortie piquante*<br>*Patience*<br>*Pin sylv.*<br>*Plantain*<br>*Prêle*<br>*Térébenthine*<br>*Thym*<br>*Tussilage* | – Terrain hyposthénique, lymphatique, de plus grande vulnérabilité à cette maladie.<br>– Tuberculose pulmonaire, osseuse surtout. | – Manganèse-Cuivre<br>– Cuivre-Or-Argent<br>Contre-indication : manganèse-cobalt |
| **VIDE – FROID DE V ET DE R (EAU)** | | |
| *Aunée*<br>*Bistorte*<br>*Busserole*<br>*Galeopsis*<br>*Girofle*<br>*Hysope*<br>*Myrte*<br>*Noyer*<br>*Prêle*<br>*Sureau noir* | – Terrain anergique qui compose le terrain tuberculeux (racine-brindille).<br>– Tuberculose pulmonaire, osseuse, rénale, méningite tuberculeuse. | – Manganèse-Cuivre<br>– Cuivre-Or-Argent<br>Contre-indication : manganèse-cobalt |

## TYPHUS

| | | |
|--------|--------------|----------------|
| **VIDE – FROID DE Rt (FROID ET CHAUD) (TERRE)** | | |
| *Eucalyptus* | | |

| Plante | Observations | Oligo-éléments |
|--------|--------------|----------------|

## ULCÈRES VARIQUEUX

| Plante | Observations | Oligo-éléments |
|--------|--------------|----------------|
| **PLÉNITUDE – CHALEUR DE VB ET DE F (BOIS), DE TR ET DE MC, D'IG ET DE C (FEU)** | | |
| **Ballote** **Hamamelis** **Hydrastis** **Pensée sauvage** | – Evolution dystonique et dégénérative des varices. | – Manganèse-Cobalt – Iode – Soufre – Cobalt – Manganèse-Cuivre (local) |
| **PLÉNITUDE – CHALEUR D'E ET DE Rt (TERRE), DE GI ET DE P (MÉTAL)** | | |
| **Bardane** **Eucalyptus** **Hamamelis** **Hydrastis** | – Surinfection diabétique. | – Zinc-Nickel-Cobalt – Manganèse-Cobalt – Soufre – Manganèse-Cuivre (local) |
| **VIDE – FROID DE V ET DE R (EAU)** | | |
| **Achillée** **Eglantier** | – Ulcère atone. – Escarre. – Sujet âgé, cachectique, sans défense. | – Cuivre-Or-Argent – Manganèse-Cuivre (local) |

## URÉMIE
### (hyperazotémie)

| Plante | Observations | Oligo-éléments |
|--------|--------------|----------------|
| **PLÉNITUDE – CHALEUR DE VB ET DE F (BOIS)** | | |
| **Artichaut** **Fragon** **Gui** **Orthosiphon** **Piloselle** **Pissenlit** **Reine des prés** **Tilleul** | – Terrain sympathicotonique, hyperthyroïdien, hépatique. – Urémie liée à un mauvais fonctionnement des émonctoires hépatiques et rénaux (diathèse arthritique). | – Manganèse – Soufre – Magnésium |

| Plante | Observations | Oligo-éléments |
|---|---|---|
| **PLÉNITUDE – CHALEUR D'IG ET DE C, DE TR ET DE MC (FEU)** | | |
| *Bouleau*<br>*Bourrache*<br>*Frêne*<br>*Gui*<br>*Orthosiphon*<br>*Reine des prés*<br>*Tilleul* | – Terrain dystonique, neuro-arthritique.<br>– Urémie de l'âge mûr liée à une dégradation de tous les émonctoires. | – Manganèse-<br>  Cobalt<br>– Soufre<br>– Magnésium |
| **PLÉNITUDE – CHALEUR D'E ET DE Rt (TERRE)** | | |
| *Genévrier*<br>*Maïs*<br>*Myrtille*<br>*Olivier*<br>*Reine des prés*<br>*Tilleul* | – Terrain insuffisant vagal, hypopancréatique.<br>– Urémie des états pléthoriques, des obésités. | – Zinc-Nickel-<br>  Cobalt<br>– Manganèse-<br>  Cobalt<br>– Soufre<br>– Magnésium |
| **PLÉNITUDE – CHALEUR DE GI ET DE P (MÉTAL)** | | |
| *Bourrache*<br>*Frêne*<br>*Tilleul* | – Terrain hyposthénique, insuffisant vagal ; hyperglycémie ou artériosclérose. | – Manganèse-<br>  Cuivre<br>– Manganèse-<br>  Cobalt<br>– Soufre<br>– Magnésium |
| **PLÉNITUDE – CHALEUR DE V ET DE R (EAU)** | | |
| *Bouleau*<br>*Bourrache*<br>*Frêne*<br>*Lespedeza*<br>*Orthosiphon*<br>*Parietaire*<br>*Pissenlit*<br>*Reine des prés*<br>*Tilleul*<br>*Verge d'or* | – Terrain hypersurrénalien.<br>– Troubles de l'émonctoire rénal. | – Manganèse-<br>  Cobalt<br>– Soufre<br>– Magnésium |

| Plante | Observations | Oligo-éléments |
|---|---|---|
| **VIDE – FROID DE V ET DE R (EAU)** | | |
| *Ache*<br>*Bouleau*<br>*Bruyère*<br>*Chardon roland*<br>*Genévrier*<br>*Gui*<br>*Lespedeza*<br>*Piloselle*<br>*Salsepareille*<br>*Verge d'or* | – Terrain anergique, hyposurrénalien, déficient rénal.<br>– Urémie des atteintes fonctionnelles infectieuses ou organiques du rein liées à l'insuffisance rénale. | – Cuivre-Or-Argent<br>– Magnésium<br>– Potassium<br>– Lithium |

## VALVULOPATHIE

| | | |
|---|---|---|
| **VIDE – FROID D'IG ET DE C, DE TR ET DE MC (FEU)** | | |
| *Adonis*<br>*Agripaume*<br>*Cactus*<br>*Livèche*<br>*Muguet* | – Terrain insuffisant sympathique.<br>– Rétrécissement et insuffisance mitrale surtout. | – Phosphore |

## VARICELLE

| | | |
|---|---|---|
| **FROID ET CHAUD DE F (BOIS)** | | |
| *Artichaut*<br>*Centaurée*<br>*Chardon marie*<br>*Chêne*<br>*Citron*<br>*Cyprès*<br>*Plantain* | – Maladie proche de l'herpès, concerne le foie et la rate. | – Cuivre |
| **FROID ET CHAUD DE RATE (TERRE)** | | |
| *Chêne*<br>*Citron*<br>*Cyprès*<br>*Plantain* | | – Cuivre |

| *Plante* | *Observations* | *Oligo-éléments* |
|---|---|---|

**VARICES**
**(phlébites, paraphlébites)**

### PLÉNITUDE – CHALEUR DE VB ET DE F (BOIS)

| *Achillée* <br> *Citron* <br> *Cyprès* <br> *Epine vinette* <br> *(feuilles)* <br> *Fragon* <br> *Hamamelis* <br> *Hydrastis* <br> *Marronnier d'Inde* <br> *Mélilot* <br> *Noisetier* <br> *Ortie blanche* <br> *Pensée sauvage* <br> *Pissenlit* <br> *Vigne rouge* | – Terrain hyperthyroïdien, sympathico-tonique, évoluant en dystonie. <br> – En cas de phlébites : mélilot et pensée sauvage surtout. | – Manganèse ou <br> – Manganèse-Cobalt <br> – Magnésium <br> – Soufre <br> – Cobalt |

### VIDE – FROID DE VB ET DE F (BOIS)

| *Chardon marie* <br> *Sénéçon* | – Congestion portale. <br> – Insuffisance sympathique. <br> – Insuffisance hépatique sévère. | – Manganèse ou Cuivre <br> – Soufre <br> – Fluor <br> – Cuivre-Or-Argent |

### PLÉNITUDE – CHALEUR D'IG ET DE C, DE TR ET DE MC (FEU)

| *Achillée* <br> *Aubépine* <br> *Citron* <br> *Cyprès* <br> *Hamamelis* <br> *Hydrastis* <br> *Mélilot* <br> *Noisetier* <br> *Pensée sauvage* <br> *Vigne rouge* | – Terrain dystonique. Diathèse d'évolution de toutes les constitutions, moment clinique favorable aux varices. <br> – Varices d'origine feu du cœur (revient à disperser Shaofu 8C). En cas de phlébites : mélilot + pensée sauvage. | – Manganèse-Cobalt <br> – Magnésium <br> – Soufre <br> – Cobalt |

| Plante | Observations | Oligo-éléments |
|---|---|---|
| **PLÉNITUDE – CHALEUR D'E ET DE Rt (TERRE)** | | |
| *Citron*<br>*Cyprès+++*<br>*Myrtille+++* | – Terrain insuffisant vagal, hypopancréatique.<br>– Varices sur obésité, cellulite et insuffisance circulatoire capillaire. | – Zinc-Nickel-<br>Cobalt<br>– Manganèse-<br>Cobalt<br>– Soufre<br>– Cobalt<br>– Magnésium |
| **VIDE – FROID D'E ET DE Rt (TERRE)** | | |
| *Cyprès*<br>*Lierre grimpant*<br>*Millepertuis*<br>*Sénéçon* | – Contexte hypothyroïdien et obèse.<br>– Hypercoagulabilité. | – Zinc-Cuivre<br>– Fluor<br>– Cuivre-Or-<br>Argent<br>– Cobalt |
| **VIDE – FROID DE GI ET DE P (MÉTAL)** | | |
| *Cyprès*<br>*Lierre grimpant*<br>*Millepertuis*<br>*Myrte+++*<br>*Réglisse* | – Terrain hyposthénique, hypothyroïdien.<br>– Troubles capillaires importants, acrocyanose + ou – associés aux membres froids. | – Manganèse-<br>Cuivre<br>– Fluor<br>– Cobalt<br>– Cuivre-Or-<br>Argent |
| **PLÉNITUDE – CHALEUR DE V ET DE R (EAU)** | | |
| *Bourse à pasteur*<br>*Mélilot*<br>*Pariétaire*<br>*Pissenlit* | – Terrain hypersurrénalien, sympathicotonique.<br>– Origine : feu de Ming Men. | – Manganèse-<br>Cobalt<br>– Magnésium<br>– Soufre<br>– Cobalt |

## VARICOCELLE

| Plante | Observations | Oligo-éléments |
|---|---|---|
| **PLÉNITUDE – CHALEUR DE VB ET DE F (BOIS)** | | |
| *Fragon*<br>*Hamamelis*<br>*Marronnier d'Inde* | – Selon le contexte = chaleur ou froid-et-chaud du foie, de la rate. | – Cuivre-Or-<br>Argent<br>– Manganèse<br>– Soufre<br>– Magnésium<br>– Zinc-Cuivre |

| *Plante* | *Observations* | *Oligo-éléments* |
|---|---|---|

**VERRUES**

### VIDE – FROID D'E ET DE Rt (TERRE)

| | | |
|---|---|---|
| *Chélidoine* (*externe*) *Souci* *Thuya* | – Verrues en général, et au cou de pied, et au cou sur le territoire caro-tidien. | – Magnésium – Cuivre-Or-Argent |

### VIDE – FROID DE GI ET DE P (MÉTAL)

| | | |
|---|---|---|
| *Chélidoine* (*externe*) *Souci* *Thuya* | – Verrues à l'index. | – Magnésium – Cuivre-Or-Argent – Manganèse-Cuivre |

### VIDE – FROID DE V ET DE R (EAU)

| | | |
|---|---|---|
| *Chélidoine* (*externe*) *Thuya* | – Verrues plantaires. – Verrues multiples. | – Magnésium – Cuivre-Or-Argent |

**VERTIGES**

### PLÉNITUDE – CHALEUR DE VB ET DE F (BOIS)

| | | |
|---|---|---|
| *Angélique* *Aubépine* *Ballote* *Epiaires* *Gattilier* *Mélisse* *Romarin* *Sauge* | – Terrain sympathicotonique, hyperthy-roïdien. – Vertiges neurotoniques. – Hypersensibilité vestibulaire chez ces personnes (altitude, mal des trans-ports). – Vertiges avec agoraphobie, phobie, angoisse. – Vertiges de Ménière. | – Manganèse – Iode – Soufre – Magnésium – Phosphore |

### VIDE – FROID DE VB ET DE F (BOIS)

| | | |
|---|---|---|
| *Lavande* | – Insuffisance hépatique et sympathique. – Sensibilité vestibulaire. | – Manganèse – Soufre – Magnésium – Phosphore |

| Plante | Observations | Oligo-éléments |
|---|---|---|
| **PLÉNITUDE – CHALEUR D'IG ET DE C, DE TR ET DE MC (FEU)** | | |
| *Aubépine*<br>*Bouleau*<br>*Gattilier*<br>*Mélisse*<br>*Romarin* | – Sympathicotonie.<br>– Hyperpituitarisme.<br>– Vertiges d'origine neurotonique, vasculaire. | – Manganèse-<br>  Cobalt<br>– Iode<br>– Magnésium |
| **VIDE – FROID D'IG ET DE C, DE TR ET DE MC (FEU)** | | |
| *Angélique*<br>*Ginseng* | – Insuffisance sympathique.<br>– Artériosclérose et insuffisance circulatoire cérébrale (ramollissement). | – Cuivre-Or-<br>  Argent |
| **PLÉNITUDE – CHALEUR D'E ET DE Rt (TERRE)** | | |
| *Tilleul*<br>*Verveine* | – Insuffisance vagale.<br>– Pléthore.<br>– Artériosclérose. | – Zinc-Nickel-<br>  Cobalt<br>– Manganèse-<br>  Cobalt |
| **VIDE – FROID D'E ET DE Rt (TERRE)** | | |
| *Coriandre*<br>*Verveine* | – Psychasthénie.<br>– Vacuité intellectuelle.<br>– Hypoglycémie.<br>– Aboulie. | – Zinc-Cuivre<br>– Zinc-Nickel-<br>  Cobalt |
| **VIDE – FROID DE GI ET DE P (MÉTAL)** | | |
| *Coriandre* | – Hyposthénie, fatigabilité. | – Manganèse-<br>  Cuivre |
| **PLÉNITUDE – CHALEUR DE V ET DE R (EAU)** | | |
| *Bouleau* | – Urémie.<br>– Pléthore. | – Manganèse-<br>  Cobalt<br>– Magnésium |
| **VIDE – FROID DE V ET DE R (EAU)** | | |
| *Ginseng*<br>*Girofle*<br>*Romarin* | – Insuffisance surrénalienne.<br>– Hypotension. | – Cuivre-Or-<br>  Argent |

## VITILIGO

| **VIDE – FROID DE V ET DE R (EAU)** | | |
|---|---|---|
| *Amni (psoralène)* | – Anergie, choc physique (pour mémoire, en usage externe). | – Cuivre-Or-<br>  Argent |

| Plante | Observations | Oligo-éléments |
|--------|--------------|----------------|

## VOMISSEMENTS

### PLÉNITUDE – CHALEUR DE VB ET DE F (BOIS)

| Plante | Observations | Oligo-éléments |
|--------|--------------|----------------|
| *Angélique*<br>*Citron*<br>*Marjolaine* | – Terrain sympathicotonique, hyperthyroïdien.<br>– Vomissements bilieux du matin.<br>– Vomissements alimentaires sur dyskinésie biliaire.<br>– Certains cas de vomissements gravidiques. | – Manganèse<br>– Soufre<br>– Phosphore+++ |

### VIDE – FROID DE VB ET DE F (BOIS)

| Plante | Observations | Oligo-éléments |
|--------|--------------|----------------|
| *Chardon béni*<br>*Chardon marie*<br>*Mélisse*<br>*Menthe* | – Terrain insuffisant sympathique, hépatisme+++.<br>– Vomissements des insuffisances hépatiques chroniques (± céphalée permanente).<br>– Certains cas de vomissements gravidiques. | – Manganèse<br>– Soufre<br>– Phosphore<br>– Cuivre |

### VIDE – FROID D'E ET DE Rt (TERRE)

| Plante | Observations | Oligo-éléments |
|--------|--------------|----------------|
| *Anis vert*<br>*Armoise*<br>*Aunée*<br>*Cajeput*<br>*Fenouil*<br>*Menthe*<br>*Sauge*<br>*Thym* | – Terrain hyposthénique ou désadaptation.<br>– Vomissements par atonie gastrique.<br>– Liquide de stase. | – Zinc-Nickel-Cobalt<br>– Zinc-Cuivre<br>– Phosphore |

## ZONA

### VIDE – FROID DE VB ET DE F (BOIS)

| Plante | Observations | Oligo-éléments |
|--------|--------------|----------------|
| *Aconit\*\*\**<br>*Bouleau*<br>*Citron*<br>*Cyprès*<br>*Douce amère*<br>*Lavande*<br>*Plantain*<br>*Sauge* | – Etiologie la plus fréquente car le Shao Yang et le Jue Yin sont les intermédiaires ÷ le Yanglingquan (34VB) est le point maître des froid-chaud.<br>– Froid et chaud de foie.<br>– Zona de changement de saison : printemps, automne.<br>– Territoires : intercostal, ophtalmique, géniculé. | – Cuivre-Or-Argent<br>– Magnésium<br>– Cuivre<br>– Soufre |

| Plante | Observations | Oligo-éléments |
|---|---|---|
| **VIDE – FROID D'IG ET DE C (FEU IMPÉRIAL)** | | |
| *Douce amère*<br>*Thym* | – Territoire cubital, aisselles.<br>– Discopathie D5.<br>– Etiologie rare.<br>– Froid et chaud du cœur. | – Cuivre-Or-<br>  Argent<br>– Magnésium<br>– Soufre<br>– Cuivre<br>– Cobalt |
| **VIDE – FROID DE TR ET DE MC (FEU MINISTÉRIEL)** | | |
| *Aconit*<br>*Bouleau*<br>*Citron*<br>*Cyprès*<br>*Douce amère*<br>*Lavande*<br>*Plantain*<br>*Sauge*<br>*Thym* | – Cas fréquent pour les mêmes raisons<br>  que le BOIS.<br>– Territoire du nerf médian.<br>– Zona ophtalmique, géniculé. | – Cuivre-Or-<br>  Argent<br>– Magnésium<br>– Soufre<br>– Cuivre<br>– Cobalt |
| **VIDE – FROID D'E ET DE Rt (TERRE)** | | |
| *Bouleau*<br>*Cyprès*<br>*Douce amère*<br>*Millepertuis*<br>*Sauge* | – Etiologie très rare.<br>– Froid et chaud de rate. | – Cuivre-Or-<br>  Argent<br>– Magnésium<br>– Cuivre<br>– Soufre |
| **VIDE – FROID DE GI ET DE P (MÉTAL)** | | |
| *Camomille*<br>*Citron*<br>*Douce amère*<br>*Millepertuis*<br>*Pensée sauvage* | – Etiologie rare.<br>– Froid et chaud de poumon.<br>– Territoire radial. | – Cuivre-Or-<br>  Argent<br>– Magnésium<br>– Cuivre<br>– Soufre |
| **VIDE – FROID DE V ET DE R (EAU)** | | |
| *Bouleau*<br>*Géranium*<br>*Girofle*<br>*Lavande*<br>*Romarin*<br>*Sarriette*<br>*Sureau noir* | – Etiologie assez fréquente, notamment<br>  après corticothérapie.<br>– Terrain anergique fréquent.<br>– Syndrome paranéoplasique.<br>– Territoire méridien rein ou vessie :<br>  sciatique, géniculé.<br>– Froid et chaud de rein. | – Cuivre-Or-<br>  Argent<br>– Magnésium<br>– Cuivre<br>– Soufre |

QUATRIÈME PARTIE

# Index

# INDEX DU TISANIER

## LISTE DES PLANTES COURAMMENT VENDUES EN VRAC EN OFFICINE FRANÇAISE

| | |
|---|---|
| ACHE . . . . . . . . . . . | rhizome ou feuille |
| AIGREMOINE . . . | plante |
| ALCHEMILLE . . . | plante |
| ANÉMONE PULS . . . . . . . . . . | plante |
| ANGÉLIQUE . . . . | feuille ou semence ou racine |
| ANIS VERT . . . . . | semence |
| ARMOISE . . . . . . . | feuille |
| ARNICA . . . . . . . . | fleur |
| ARTICHAUT . . . . | feuille |
| AUBÉPINE . . . . . . | fleur |
| AUNÉE . . . . . . . . . | racine |
| BADIANE . . . . . . . | fruit |
| BALLOTE . . . . . . . | plante |
| BARDANE . . . . . . . | racine ou feuille |
| BISTORTE . . . . . . . | racine |
| BOLDO . . . . . . . . . | feuille |
| BOULEAU . . . . . . . | feuille ou écorce |
| BOURRACHE . . . | fleur |
| BOURSE A PASTEUR . . . . . . | plante |
| BRUYÈRE . . . . . . . | fleur |
| BUGRANE . . . . . . . | racine |
| BUSSEROLE . . . . . | feuille |
| CAMOMILLE . . . . | fleur |
| CANNELLE . . . . . . | bâton |
| CAPUCINE . . . . . . . | plante |
| CARVI . . . . . . . . . . | semence |
| CASSIS . . . . . . . . . . | feuille |
| CENTAURÉE . . . . | bouquet |

| | |
|---|---|
| CHARDON BÉNI . . . . . . . . . . | plante |
| CHARDON MARIE . . . . . . . . | plante |
| CHARDON ROLAND . . . . . | racine |
| CHELIDOINE . . . . | plante |
| CHÊNE . . . . . . . . . . | feuille ou écorce |
| COQUELICOT . . . | pétale |
| CORIANDRE . . . . | semence |
| CUMIN . . . . . . . . . . | semence |
| CYNORRHODON | baie |
| CYPRÈS . . . . . . . . . | noix |
| DOUCE AMÈRE | plante |
| EPINE VINETTE | racine |
| EUCALYPTUS . . . | feuille |
| FENOUIL . . . . . . . | semence |
| FENUGREC . . . . . | semence |
| FRAGON . . . . . . . . | racine |
| FRÊNE . . . . . . . . . . | feuille |
| FUCUS . . . . . . . . . . | thalle |
| FUMETERRE . . . . | plante |
| GALEGA . . . . . . . . | plante |
| GARANCE . . . . . . | feuille |
| GATTILIER . . . . . | semence |
| GENÊT . . . . . . . . . . | fleur |
| GENIÈVRE . . . . . . | baie |
| GENTIANE . . . . . . | racine |
| GÉRANIUM . . . . | plante |
| GERMANDRÉE | plante |
| GINGEMBRE . . . . | racine |
| GUI . . . . . . . . . . . . | feuille |

| | | | |
|---|---|---|---|
| GUIMAUVE ..... | fleur ou hochet ou racine | ORTIE BLANCHE ..... | fleur ou plante |
| HAMAMELIS .... | feuille | ORTIE PIQUANTE .... | feuille |
| HARPAGOPHYTUM | racine | PARIETAIRE .... | plante |
| HOUBLON ....... | cône | PASSIFLORE .... | plante |
| HYDRASTIS ..... | racine | PATIENCE ...... | racine |
| HYSOPE ........ | feuille | PENSÉE SAUVAGE ..... | fleur |
| KINKELIBA ..... | feuille | PERVENCHE .... | plante |
| LAVANDE ....... | fleur | PILOSELLE ..... | plante |
| LIERRE GRIMPANT .... | feuille | PISSENLIT ...... | feuille ou racine |
| LIVÈCHE ....... | feuille | PRÊLE .......... | plante |
| LOTIER ......... | plante | QUINQUINA .... | écorce |
| MAÏS ........... | stigmate | REGLISSE ...... | bâton ou écorce |
| MARJOLAINE ... | feuille | REINE DES PRÉS .......... | fleur ou plante |
| MARRUBE BLANC ........ | plante | RHUBARBE ..... | racine |
| MAUVE ......... | feuille ou fleur | ROMARIN ...... | feuille |
| MELILOT ....... | plante | ROSE PÂLE ..... | pétale |
| MELISSE ........ | feuille | SABLINE ........ | plante |
| MILLEPERTUIS | plante | SALSEPAREILLE | racine |
| MENTHE ........ | feuille | SARRIETTE ..... | feuille |
| MENYANTHE ... | feuille | SASSAFRAS ..... | bois |
| MURIER SAUVAGE ..... | feuille | SAUGE .......... | feuille |
| NÉNUPHAR ..... | racine | SAULE .......... | écorce ou feuille |
| NOISETIER ...... | châton ou feuille | SENE ........... | feuille ou follicule |
| NOYER ......... | feuille | SÉNÉÇON ....... | plante |
| OLIVIER ........ | feuille | SOUCI .......... | fleur |
| ORANGER ....... | ruban ou bouton ou feuille | SUREAU ........ | fleur |
| | | THYM .......... | plante |
| ORIGAN ........ | plante | TILLEUL ........ | feuille ou aubier |
| ORME .......... | écorce | VALÉRIANE ..... | racine |
| ORTHOSIPHON | feuille | VERGE D'OR ... | plante |
| | | VERVEINE ...... | feuille |
| | | VIGNE ROUGE | feuille |

# INDEX GÉNÉRAL
## DU DICTIONNAIRE THÉRAPEUTIQUE

ABCÈS : voir infections cutanées
ABCÈS DENTAIRE, p. 67
ABOULIE : voir état dépressif
ACCIDENT SÉRIQUE : voir convulsions, épilepsie, neuropathies, insuffisance immunitaire
ACCIDENT VASCULAIRE CÉRÉBRAL : voir ictus
ACCOUCHEMENT, p. 67
ACNÉ, p. 68
ACROCYANOSE, p. 70
ADÉNITES, p.71
ADÉNITES CERVICALES, p. 71
ADÉNOPATHIES : voir adénites
ADÉNOPATHIES CERVICALES TUBERCULEUSES : voir adénites cervicales
AÉROCOLIE : voir colopathie
AÉROPHAGIE : voir dyspepsie
AGITATION, p. 72
AGRESSIVITÉ : voir agitation
ALBUMINURIE ORTHOSTATIQUE, p. 73
ALLERGIE CUTANÉE : voir dermatoses et prurit
ALOPÉCIE, p. 74
AMÉNORRHÉES, p. 74
AMNÉSIE : voir troubles de mémoire
AMYLOSE : voir insuff. immunitaire et insuff. rénale
AMYOTROPHIE : voir dégénérescence médullaire et neuropathie
ANÉMIE, p. 78
ANÉMIE DE BIERMER : voir anémie et diarrhées
ANERGIE : voir insuffisance immunitaire
ANERGIE POST-INFECTIEUSE ET OPÉRATOIRE, p. 80
ANGINE, p. 80
ANGINE DE POITRINE, p. 82
ANGOISSE : voir agitation
ANOREXIE, p. 84
ANOREXIE MENTALE : voir état dépressif
ANTHRAX : voir infections cutanées
ANTI-LAIT, p. 85
ANURIE : voir oligurie

ANXIÉTÉ : voir agitation
APHONIE, p. 86
APHTES, p. 86
APOPLEXIE : voir ictus
ARTÉRIOPATHIE OBLITÉRANTE, p. 87
ARTÉRIOSCLÉROSE, p. 88
ARTHRALGIES FUGACES : voir arthritisme
ARTHRITE : voir arthritisme et rhumatisme
ARTHRITISME, p. 91
ARTHROSE : voir rhumatisme
ARYTHMIE : voir tachycardie
ASCITE : voir insuffisance rénale
ASTHÉNIE, p. 92
ASTHME, p. 96
ASYSTOLIE : voir bradycardie
ATHÉROME : voir artériosclérose
ATHÉROSCLÉROSE : voir artériosclérose
ATONIE DIGESTIVE : voir ptose gastrique
AVITAMINOSE, p. 99
BALLONNEMENTS : voir colopathie et gastralgies
BASEDOW : voir hyperthyroïdie
BLÉPHARITE : voir conjonctivite
BOUFFÉES DE CHALEUR : voir ménopause
BOURDONNEMENTS D'OREILLE, p. 99
BRADYCARDIE, p. 100
BRONCHITE CHRONIQUE : voir insuff. respir. chronique
BRONCHO-PNEUMOPATHIES, p. 101
BRONCHRORRHÉE, p. 103
BRÛLURES, p. 103
CALCULS OXALIQUES : voir lithiase rénale
CALCULS PHOSPHATIQUES : voir lithiase rénale
CALCULS RÉNAUX : voir lithiase rénale
CALCULS URIQUES : voir lithiase rénale
CALVITIE : voir alopécie
CANCER, p. 104
CAPILLAIRES : voir insuffisance capillaire
CARDIALGIES : voir tachycardie
CARIES : voir abcès dentaire
CATARACTE, p. 106
CELLULITE, p. 106

CÉPHALÉE, p. 107
CHEVEUX : voir alopécie
CHOLAGOGUE : voir dyskinésie biliaire
CHOLANGITE : voir cholécystite
CHOLÉCYSTITE, p. 109
CHOLÉRÉTIQUE, p. 110
CHORÉE, p. 111
CHUTE DE CHEVEUX : voir alopécie
CICATRISATION DES PLAIES, p. 111
CIRRHOSE, p. 112
COLIBACILLOSE, p. 112
COLIBACILLOSE DIGESTIVE : voir infection intestinale
COLIQUES NÉPHRÉTIQUES, p. 113
COLITE : voir colopathie
COLITE POST-ANTIBIOTHÉRAPIE : voir colopathie
COLLAGÉNOSE : voir dermatose et insuff. immunitaire
COLOPATHIE, p. 114
CONGESTION HÉPATIQUE, p. 116
CONJONCTIVITE, p. 117
CONJONCTIVITE ALLERGIQUE INFEC-TIEUSE, p. 117
CONSTIPATION, p. 118
CONTUSIONS, p. 120 voir aussi cicatrisation des plaies
CONVALESCENCE : voir anergie post-infec-tieuse et opératoire et voir insuffisance immu-nitaire
CONVULSIONS, p. 121
COQUELUCHE, p. 122
CORYZA : voir rhinopharyngite aiguë
COUPEROSE, p. 122
CRAMPES, p. 123
CREVASSES : voir mastose
CRISE DE FOIE : voir indigestion
CRISE SOLAIRE : voir gastralgie
CROHN : voir diarrhées
CROÛTES DE LAIT : voir dermatoses
CYSTITE : voir infection urinaire
CYSTITE À URINES CLAIRES, p. 123
DARTRES, p. 124
DÉCALCIFICATION OSSEUSE : voir ostéo-porose
DÉCLENCHEMENT TRAVAIL : voir accou-chement
DÉFICIT GLANDULAIRE : voir insuffisance glandulaire
DÉFICIT IMMUNITAIRE : voir insuffisance immunitaire
DÉGÉNÉRESCENCE DU TISSU LYMPHA-TIQUE : voir cancer
DÉGÉNÉRESCENCE MÉDULLAIRE, p. 124
DÉGÉNÉRESCENCE TISSULAIRE : voir can-cer
DÉMINÉRALISATION OSSEUSE : voir ostéo-porose
DÉPRESSION : voir état dépressif
DERMATOMYOSITE : voir insuffisance immu-nitaire
DERMATOSES, p. 125
DÉSADAPTATION HYPOPHYSOGONA-DIQUE, p. 128
DIABÈTE, p. 129

DIABÈTE NÉPHROGÉNIQUE : voir insuffi-sance rénale
DIAN : voir état dépressif
DIARRHÉE, p. 131
DIARRHÉE DE PUTRÉFACTION : voir colo-pathie
DOULEURS DU CŒUR : voir tachycardie
DOULEURS ÉRRATIQUES : voir arthritisme
DOULEURS PRÉCORDIALES : voir angine de poitrine
DUODÉNITE : voir gastralgie
DYSENTERIE : voir diarrhée
DYSCHÉSIE RECTALE : voir colopathie et constipation
DYSKINÉSIE BILIAIRE, p. 134
DYMÉNORRHÉE, p. 136
DYSPEPSIE, p. 139
DYSPNÉE : voir asthme et insuff. respir. chro-nique
DYSTONIE NEURO-VÉGÉTATIVE : voir agi-tation
DYSURIE : voir infection urinaire
ECZÉMA : voir dermatose, acné, herpès
EMBALLEMENT DIENCÉPHALO-HYPO-PHYSAIRE, p. 141
EMPHYSÈME : voir insuff. respir. chronique
ENGELURES : voir acrocyanose
ENTÉRITE : voir diarrhée
ENTÉRITE MUCO-MEMBRANEUSE : voir diarrhée
ENTÉROCOLITE : voir diarrhée
ENURÉSIE, p. 142
EPANCHEMENT DES SÉREUSES : voir insuff. rénale
EPIGASTRALGIE : voir gastralgie
EPILEPSIE, p. 143
EPISTAXIS : voir hémorragie
ERÉTHYSME CARDIO-VASCULAIRE : voir tachycardie
ERÉTHYSME GÉNITAL, p. 144
ERYSIPÈLE : voir dermatoses
ERYTHÈME NOUEUX : voir dermatoses
ETAT DÉPRESSIF, p. 145
ETAT INFECTIEUX, p. 148
EXCITATION SEXUELLE : voir éréthysme génital
EXTRASYSTOLES : voir bradycardie et tachy-cardie
FIBROME, p. 150
FIÈVRE DE MALTE, p. 150
FIÈVRE INTERMITTENTE : voir insuffisance immunitaire
FISSURE ANALE, p. 151
FISTULE ANALE, p. 151
FLATULENCE : voir colopathie et gastralgie
FOLIE AGITÉE : voir agitation
FOLIE CALME : voir état dépressif
FRIGIDITÉ : voir insuffisance de la libido
FROID-CHAUD : voir insuffisance immunitaire
FROID ET CHAUD : voir insuffisance immu-nitaire
FURONCLES : voir infection cutanée
GASTRALGIES, p. 152
GASTRITE : voir gastralgies
GASTRO-ENTÉRITE : voir gastralgies
GINGIVITES : voir glossites

GINGIVORRAGIE : voir hémorragie
GLOMÉRULONÉPHRITE : voir infection rénale
GLOSSITES, p. 154
GOITRE : voir hypothyroïdie et hyperthyroïdie
GOUTTE, p. 155
GRIPPE, p. 157
GROS FOIE : voir congestion hépatique et cirrhose
HÉMATÉMÈSE : voir hémorragie
HÉMATURIE : voir hémorragie
HÉMÉRALOPIE : voir myopie
HÉMOPATHIE : voir insuffisance immunitaire
HÉMOPHILIE, p. 157
HÉMOPTYSIE : voir hémorragie
HÉMORRAGIE, p. 158
HÉMORRAGIE CÉRÉBRALE : voir hémorragie, artériosclérose, ictus
HÉMORRAGIE RÉTINIENNE : voir hémorragie
HÉMORRAGIE UTÉRINE : voir hémorragie, ménorragie, métrorragie
HÉMORROÏDES, p. 161
HÉPATITE, p. 162
HÉPATOMÉGALIE : voir congestion hépatique et cirrhose
HERPÈS, p. 163
HYDROPISIE : voir insuff. rénale
HYPERACIDITÉ GASTRIQUE : voir gastralgies
HYPERAZOTÉMIE : voir urémie
HYPERCHOLESTÉROLÉMIE, p. 164
HYPERCORTICOSURRÉNALISME : voir hypersurrénalisme
HYPERGLOBULIE, p. 165
HYPERHIDROSE, p. 165
HYPERMÉDULLOSURRÉNALISME : voir hypersurrénalisme
HYPERPITUITARISME : voir emballement diencéphalo-hypophysaire
HYPERSUDATION : voir hyperhidrose
HYPERSURRÉNALISME, p. 166
HYPERTENSION, p. 166
HYPERTONIE GASTRIQUE : voir gastralgies
HYPERTHYROÏDIE, p. 168
HYPERURICÉMIE, p. 169, voir aussi arthritisme
HYPOCHLORHYDRIE GASTRIQUE : voir gastralgies
HYPOCONDRIE : voir agitation
HYPOCORTICOSURRÉNALISME : voir hyposurrénalisme
HYPOGALACTIE : voir insuff. de lait
HYPOMÉDULLOSURRÉNALISME : voir hyposurrénalisme
HYPOPITUITARISME : voir insuff. glandulaire
HYPOSTHÉNIE : voir lymphatisme et asthénie
HYPOSURRÉNALISME, p. 170
HYPOSYSTOLIE : voir bradycardie
HYPOTENSION, p. 170
HYPOTHYROÏDIE, p. 171
HYSTÉRIE : voir agitation
ICTÈRE, p. 172
ICTUS, p. 173
IMPÉTIGO : voir infection cutanée
IMPUISSANCE : voir insuff. de la libido
INDIGESTION, p. 174

INFARCTUS DU MYOCARDE : voir angine de poitrine
INFECTION CUTANÉE, p. 174
INFECTION GÉNITALE, p. 176
INFECTION INTESTINALE, p. 180
INFECTION MAMMAIRE : voir mastose
INFECTION URINAIRE, p. 183
INSOMNIE, p. 188
INSUFFISANCE AORTIQUE : voir valvulopathie
INSUFFISANCE CAPILLAIRE, p. 190
INSUFFISANCE CARDIAQUE, p. 190
INSUFFISANCE CIRCULATOIRE PÉRIPHÉRIQUE : voir varices
INSUFFISANCE DE LAIT, p. 192
INSUFFISANCE DE LA LIBIDO, p. 193
INSUFFISANCE GLANDULAIRE, p. 195
INSUFFISANCE HÉPATIQUE : voir congestion hépatique
INSUFFISANCE HYPOPHYSAIRE : voir insuff. glandulaire
INSUFFISANCE IMMUNITAIRE, p. 196
INSUFFISANCE PANCRÉATIQUE : voir dyspepsie et diarrhée
INSUFFISANCE RÉNALE, p. 200
INSUFFISANCE RESPIRATOIRE CHRONIQUE, p. 202
KÉRATITE : voir conjonctivite
KUANG : voir agitation
LACTATION : voir anti-lait et insuffisance de lait
LARYNGITE : voir rhinopharyngite aiguë
LEUCÉMIE : voir cancer
LEUCOPÉNIE, p. 205
LEUCORRHÉE : voir infection génitale
LICHEN CHRONIQUE : voir dermatoses
LIPOTHYMIE : voir hypotension et syncope
LITHIASE BILIAIRE, p. 206
LITHIASE RÉNALE, p. 207
LUPUS ÉRYTHÉMATEUX DISSÉMINÉ : voir insuffisance immunitaire
LYMPHATISME, p. 210
MAIGREUR : voir insuffisance glandulaire, avitaminose, lymphatisme
MALABSORPTION : voir diarrhée
MALADIE AUTO-IMMUNE : voir insuff. immunitaire
MALADIE DE CROHN : voir insuff. immunitaire, diarrhée
MALADIE DE RAYNAUD : voir acrocyanose
MALARIA : voir paludisme
MALNUTRITION : voir avitaminose
MASTITE : voir mastose
MASTODYNIE : voir mastose
MASTOSE, p. 210
MÉGADOLICHOCOLON : voir colopathie et congestion
MELÆNA : voir hémorragie
MÉLANCOLIE : voir état dépressif
MÉMOIRE (troubles de la)
MÉNIÈRE : voir insuff. circulatoire cérébrale, bourdonnements d'oreille
MÉNOPAUSE, p. 211
MÉTRITE : voir infection génitale
MÉTRORRAGIE, p. 212
MIGRAINES : voir céphalée

MYASTHÉNIE, p. 214
MYCOSE DIGESTIVE : voir infection intestinale
MYOPIE, p. 214
MYXŒDÈME : voir hypothyroïdie
NÉPHRITE : voir infection urinaire
NÉPHROPATHIE TUBULAIRE : voir infect. urinaire
NÉPHROSE LIPOÏDIQUE : voir insuff. rénale
NEURASTHÉNIE*: voir état dépressif
NEUROPATHIES PÉRIPHÉRIQUES, p. 215, voir aussi névralgies et paralysie
NEUROTONIE : voir agitation
NÉVRALGIES, p. 216
NÉVRALGIES FACIALES : voir névralgies
NÉVRITES : voir neuropathies périphériques
NÉVROSE D'ANGOISSE : voir agitation
NÉVROSE OBSESSIONNELLE : voir état dépressif
NYMPHOMANIE : voir éréthysme génital
OBÉSITÉ, p. 218
OCYTOCIQUE : voir accouchement
ŒDÈME, p. 219
ŒDÈME DES CARDIO-RÉNAUX : voir insuff. rénale
ŒDÈME DES MEMBRES INFÉRIEURS : voir œdème
OLIGOMÉNORRHÉE : voir aménorrhée
OLIGURIE, p. 221
OPHTALMIE, p. 224
ORCHITE : voir infection génitale
OREILLONS, p. 224
ORGELET, p. 224
OSTÉOPOROSE, p. 225
OTITE, p. 226
OVARITE : voir infection génitale
PALPITATIONS : voir tachycardie
PALUDISME, p. 227
PARALYSIE : voir neuropathie périphérique
PARAPHLÉBITES : voir varices
PARASITOSES INTESTINALES, p. 227
PARÉSIE DU COL VÉSICAL : voir oligurie
PAUCIMÉNORRHÉE : voir aménorrhée
PÉRIARTHRITE NOUEUSE : voir insuff. immunitaire
PHARYNGITE : voir rhinopharyngite aiguë
PHLÉBITES : voir varices
PHLEGMON DE L'AMYGDALE : voir angine
PHOBIE : voir agitation
PHOSPHATURIE : voir lithiase rénale
PHOTOSENSIBILITÉ : voir dermatoses
PLÉTHORE : voir artériosclérose, athérosclérose
PLEURÉSIE, p. 228
PNEUMONIE : voir bronchopneumopathie
PNEUMOPATHIE, p. 229
POLIOMYÉLITE, p. 229
POLLAKIURIE ESSENTIELLE : voir cystite à urines claires
POLYNÉVRITE : voir neuropathies périphériques
POLYPOSE RECTOCOLIQUE : voir diarrhée
PRÉCORDIALGIES : voir angine de poitrine, bradycardie
PRIAPISME : voir éréthysme génital
PROSTATISME CHRONIQUE : voir prostatite
PROSTATITE, p. 230
PRURIT : voir aussi dermatoses, p. 231

PRURIT VULVAIRE, p. 232
PSORIASIS : voir dermatoses
PSYCHASTHÉNIE : voir état dépressif
PTOSE ANALE, p. 232
PTOSE GASTRIQUE, p. 233
PYÉLITE : voir infection urinaire
PYÉLONÉPHRITE : voir infection urinaire
PYODERMITE : voir infection cutanée
PYORRHÉE : voir glossites, abcès dentaire
RACHITISME, p. 233
RAYNAUD : voir acrocyanose
RECTOCOLITE HÉMORRAGIQUE : voir diarrhée
RECTORRAGIE : voir hémorragie
RETARD DE CROISSANCE : voir désadaptation hypohysogonadique
RETARD DE LA CONSOLIDATION OSSEUSE : voir ostéoporose
RETARD DE PUBERTÉ : voir désadaptation hypophysogonadique
RETARD PSYCHO-MOTEUR : voir désadaptation hypophysogonadique
RÉTENTION D'URINE : voir oligurie
RÉTINOPATHIE, p. 234
RÉTRECISSEMENT MITRAL : voir valvulopathie
RHINITE AIGUË, p. 235
RHINITE ALLERGIQUE : voir rhinite aiguë
RHINITE CHRONIQUE, p. 235
RHINOPHARYNGITE AIGUË, p. 236
RHINOPHARYNGITE CHRONIQUE : voir rhinite chronique
RHINORRHÉE : voir rhinite chronique
RHUMATISME, p. 238
RHUMATISME ARTICULAIRE AIGU, p. 242
RHUME : voir rhinopharyngite aiguë
ROUGEOLE, p. 243
SALPYNGITE : voir infection génitale
SARCOÏDES CUTANÉS : voir dermatoses
SARCOÏDOSES : voir pneumopathie
SATYRIASIS : voir éréthysme génital
SCARLATINE, p. 243
SCHIZOTHYMIE : voir état dépressif
SCLÉRODERMIE GÉNÉRALISÉE : voir insuffisance immunitaire
SCLÉROSE EN PLAQUES, p. 244
SCORBUT, p. 244
SÉBORRHÉE : voir dermatoses
SÉNESCENCE, p. 244 voir aussi artériosclérose
SÉQUELLES DE PHLÉBITES, p. 245
SEVRAGE : voir anti-lait
SINUSITE CHRONIQUE, p. 245
SPASMES ARTÉRIELS : voir ictus
SPASMES BRONCHIQUES : voir asthme
SPASMES CARDIAQUES : voir angine de poitrine
SPASMES DIGESTIFS : voir colopathie, gastralgies
SPASMES DU COLON : voir colopathie
SPASMES GASTRIQUES : voir gastralgies
SPASMES INTESTINAUX : voir colopathie
SPASMOPHILIE, p. 246
SPANIOMÉNORRHÉE : voir aménorrhée
SPLÉNOMÉGALIE : voir insuffisance immunitaire

STAPHYLOCOCCIE : voir abcès, infection cutanée
STÉATORRHÉE : voir diarrhée
STÉATOSE : voir insuffisance immunitaire
STÉRILITÉ, p. 247
STOMATITE : voir glossites
SUITE D'INFARCTUS : voir angine de poitrine
SURDITÉ, p. 249
SYNCOPE, p. 249 voir aussi hypotension
SYNDROME NÉPHROTIQUE PUR : voir insuffisance immunitaire
SYNDROMES NEURO-ANÉMIQUES : voir dégénérescence médullaire
SYNDROMES PARANÉOPLASIQUES : voir insuffisance immunitaire
SYPHILIS, p. 250
SYRINGOMYÉLIE : voir dégénérescence médullaire
TACHYCARDIE, p. 250
TICS, p. 252
TOUX, p. 252
TRACHÉITE : voir rhinopharyngite aiguë
TREMBLEMENTS, p. 254
TROUBLES DE LA MÉMOIRE, p. 254
TUBERCULOSE, p. 255

TUBERCULOSE OSSEUSE : voir rhumatisme
TUMEURS VILLEUSES : voir diarrhée
TYPHOÏDE : voir infection intestinale
TYPHUS, p. 256
ULCÈRE DE L'ESTOMAC : voir gastralgies
ULCÈRE DU BULBE : voir gastralgies
ULCÈRE DU DUODÉNUM : voir gastralgies
ULCÈRE VARIQUEUX, p. 257 voir aussi varices et insuff. capillaire
URÉMIE, p. 257
URÉTRITE : voir infection urinaire
URICÉMIE : voir hyperuricémie
URTICAIRE : voir prurit
VALVULOPATHIE, p. 259
VARICELLE, p. 259
VARICES, p. 260
VARICOCÈLE, p. 261
VERRUES, p. 262
VERTIGES, p. 262 voir aussi insuffisance circulatoire cérébrale, bourdonnements d'oreille
VIEILLISSEMENT : voir sénescence
VITALITÉ (perte de) : voir sénescence
VITILIGO, p. 263 voir aussi dermatoses
VOMISSEMENTS, p. 264
ZONA, p. 264

# TABLE DES MATIÈRES

**Index des noms botaniques**................................................................. 5

1<sup>re</sup> partie : **Modes de prescription en phytothérapie**........................... 11

    I. Modes de prescription des plantes...................................... 13
    II. Modes de prescription des huiles essentielles....................... 19
    III. Exemples d'ordonnance................................................ 23

2<sup>e</sup> partie : **Tisanes des 5 éléments**............................................. 27

    I. Tisanes du bois........................................................... 31
    II. Tisanes du feu........................................................... 37
    III. Tisanes de la terre..................................................... 43
    IV. Tisanes du métal........................................................ 49
    V. Tisanes de l'eau......................................................... 55

3<sup>e</sup> partie : **Dictionnaire thérapeutique**..................................... 63

4<sup>e</sup> partie : **Index**

    Index du tisanier........................................................... 269
    Index général du dictionnaire thérapeutique............................ 271

ACHEVÉ D'IMPRIMER
SUR LES PRESSES DE
L'IMPRIMERIE CHIRAT
42540 ST-JUST-LA-PENDUE
EN JUILLET 1985
DÉPOT LÉGAL 1985 N° 0370
N° D'ÉDITEUR 1745

IMPRIMÉ EN FRANCE